E-BOOK INSIDE +
ARBEITSMATERIAL

Behringer • Rösch: Autogenes Training mit Kindern
Mit dem untenstehenden Download-Code erhalten Sie die PDF-Version dieses Buches inkl. aller Downloadmaterialien.

So laden Sie Ihr E-Book inside herunter:

1. Öffnen Sie die Website: http://www.beltz.de/ebookinside
2. Geben Sie den untenstehenden Download-Code ein und füllen Sie das Formular aus.
3. Mit dem Klick auf den Button am Ende des Formulars erhalten Sie Ihren persönlichen Download-Link.
4. Beachten Sie bitte, dass der Code nur einmal gültig ist. Bitte speichern Sie die Datei auf Ihrem Computer.

Download-Code

WMZMJ-2G2V4-MULKN

Behringer • Rösch

Autogenes Training mit Kindern

Karl Heinrich Behringer • Nicole Rösch

Autogenes Training mit Kindern

Mit E-Book inside und Audio-Übungen

BELTZ

Die Autoren sind über den Verlag erreichbar:
Beltz Verlag
Abteilung Psychologie
Werderstraße 10
69469 Weinheim

Dieses Buch ist auch als E-Book erhältlich
ISBN 978-3-621-28356-6

FSC
www.fsc.org
MIX
Papier aus verantwortungsvollen Quellen
FSC® C089473

1. Auflage

Werderstraße 10, 69469 Weinheim
Programm PVU Psychologie Verlags Union
http://www.beltz.de

Lektorat: Karin Ohms
Herstellung: Uta Euler
Illustrationen: Katrin Saalmann
Umschlagbild: image source
Satz und Bindung: Beltz Bad Langensalza GmbH, Bad Langensalza
Gesamtherstellung: Beltz Bad Langensalza GmbH, Bad Langensalza

Printed in Germany

ISBN 978-3-621-28340-3

Inhaltsübersicht

Inhalt

Mehr als nur ein Vorwort

Das Autogene Training mit Kindern war bei weitem noch nicht so verbreitet wie heute, als namhafte Autoren darauf hinwiesen, welch wertvolle Unterstützung das Autogene Training auch oder gerade für ganz junge Menschen sein kann. So hat bereits 1977 Bernt Hoffmann in der 1. Auflage seines Buches – vielleicht immer noch *dem* Handbuch des Autogenen Trainings – die positive Wirkung bei Kindern beschrieben. Als Fachmann und überzeugter Anhänger dieser Methode betont Hoffmann jedoch, dass »Rücksicht auf die psychische Eigenart des Kindes zu nehmen ist, woraus sich Modifikationen ergeben« (1996).

Eine Synthese

Inzwischen gibt es eine Vielzahl von Modifikationen. Diese fielen anfangs sehr spärlich aus, so wurde das Autogene Training für Erwachsene mitunter fast nur 1:1 übersetzt. Im Gegenteil dazu gibt es heute unter dem Titel »Autogenes Training für Kinder« Veröffentlichungen, die mehr wie ein Märchenbuch anmuten. Oft ist kaum mehr etwas zu erkennen von den komplexen medizinischen und psychologischen Inhalten oder dem strukturierten Aufbau dieser Entspannungstechnik. Deshalb beinhaltet dieses Buch nicht nur das eine oder das andere oder ein zusammenhangloses Nebeneinander, sondern eine echte Synthese von kognitiven und imaginativen Verfahren, konkret von Übungen des originären Autogenen Trainings und Entspannungsgeschichten. Wir haben uns zum Ziel gesetzt, eine bewährte Methode zeitgerecht und dennoch fundiert näher zu bringen, und nutzen dabei konsequent die kindlichen Fähigkeiten. Das Autogene Training »erleb- und greifbar« zu machen, bis die Kinder bereichert mit viel Wissenswertem, zur Kreativität angeregt und motiviert durch den Erfolg *ihren* Weg dieser Entspannungsmethode alleine gehen können.

Die Zielgruppe

Dieses Buch richtet sich zum einen an Menschen, die das Autogene Training als Entspannungstraining, z. B. im Bereich der Prävention und Gesundheitsförderung einsetzen wollen und dabei auf anhaltende Effekte aus sind. Hierzu gibt das Buch wichtige Hintergrundinformationen, praktische Tipps und Kniffe zur Einführung sowie Vorschläge von gezielten Entspannungsgeschichten, sodass das Autogene Training systematisch und dennoch mit viel Spaß gelehrt und gelernt werden kann.

Zum anderen gibt dieses Buch auch Fachleuten eine Menge Anregungen, die das Autogene Training darüber hinaus als Entspannungstherapie anwenden, also in der Vor- und / oder Begleitbehandlung eines breiten Spektrums von psychischen, psychosomatischen und somatischen Störungen. Ausgewählte Spiele, interessante Vorschläge und passende Rituale machen dieses Buch zu einem praktischen Nachschlagewerk.

Allen anderen Interessierten wollen wir von diesem Buch nicht abraten. Die Nachfrage nach unmittelbar effektiven Entspannungsmethoden für Kinder ist hoch. So wollen viele Eltern selbst mit ihren Kindern etwas tun.

Allerdings ist das Autogene Training nicht aus dem Stehgreif anwend- oder vermittelbar. Wir verweisen schon hier auf Abschnitt 4.2.

Es bleibt beim Autogenen Training

Eine andere Bemerkung ist uns am Anfang wichtig: Obwohl wir viele Ideen dazu geben, ist dieses Buch keine Spiele- oder Geschichtensammlung zur Entspannung. Unter dem Strich bleibt das Autogene Training mit seinen klassischen Fundamenten, wie sie von Johannes Heinrich Schultz (2010) gelegt wurden. Wenn wir spielerisch vorgehen oder mit Geschichten das Autogene Training anreichern, so hat das mit einer zeitgerechten Methodik zu tun.

Bräunlingen, Brigachtal, im Frühjahr 2016

Karl Heinrich Behringer
Nicole Rösch

I Die richtige Vorbereitung

1 Genug Gründe – warum autogen trainieren?

Die massiven Einflüsse unserer modernen, schnelllebigen und leistungsorientierten Gesellschaft sind gut bekannt. Auch unsere Kinder müssen sich damit auseinandersetzen: Erfolgsdruck in der Schule, Reizüberflutung durch die Medien, der ständige Zwang, »in« zu sein, oder der Verlust von Aktionsräumen sind nur einige Beispiele für Faktoren, die tagtäglich auf unsere Kinder einwirken. Einerseits sind sie heute vermehrt Stress ausgesetzt, anderseits fehlt die Möglichkeit, diesen zu bewältigen. Konzentrationsschwächen, Aggressionen, Schlafstörungen, Angst, Hyperkinetische Störungen, psychosomatische Erkrankungen oder Essstörungen sind die Folgen.

Mit dem Autogenen Training lernen Kinder eine Methode kennen, die ihnen hilft, mit Belastungen konstruktiv umzugehen. Sicher ersetzt es keine medizinische oder psychologische Behandlung, dennoch kann diese Entspannungstechnik in vielen Fällen die Störungen lindern oder gar beseitigen. Noch besser, wenn das Autogene Training vorbeugend zum Einsatz kommt, sodass sich die Krankheitszeichen oder -bilder erst gar nicht entwickeln bzw. verschlimmern.

Es gibt genug Gründe für den Einsatz des Autogenen Trainings, immer wichtige, manchmal gar dringliche Gründe (Krampen, 2000).

Gründe für das Autogene Training

- Verhinderung und Reduktion von Konzentrationsstörungen und -schwierigkeiten
- bessere Nutzung von Erholungspausen vor, während und nach mentalen und/oder körperlichen Leistungsbelastungen
- Förderung der Bewältigung von Stressoren
- Förderung der Selbstakzeptanz bei Selbstwertproblemen
- Förderung von Fantasie und Kreativität
- Vorbeugung und Begleitbehandlung von psychischen, psychosomatischen und somatischen Störungen sowie Verhaltensauffälligkeiten und -störungen

Den Blick nur auf den klinischen Bereich zu richten wäre verkürzt. Vielmehr: Kinder, die das Autogene Training erlernt haben und regelmäßig anwenden, sind ruhiger, ausgeglichener, konzentrierter, stressresistenter und weniger krank. Sie haben ein positiveres Selbstbild und sind selbstsicherer, zumal allein das Wissen, mit dem Autogenen Training eine zuverlässige Hilfe verfügbar zu haben, Vertrauen und Sicherheit schafft.

Schon diese ersten wenigen Zeilen offenbaren, dass wir das Autogenes Training für etwas Großartiges, etwas Umfassendes halten, für einen sehr gut »gehbaren Weg« zu Gesundheit und Wohlergehen.

Das Autogene Training gewinnt noch einmal an Wert, wenn es mit oder von Kindern gemacht wird. Autogenes Training ist nicht nur im Augenblick fühl- und messbar effektiv. Viele Anwender beklagen zwar, dass das Autogene Training bei Kindern oft schnell in Vergessenheit gerät. Aus der Gesundheitsförderung indessen wissen wir, dass cin Training, wenn es gut war, wirkt – unmittelbar und auch später.

Autogenes Training und Gesundheitsförderung
Gelingt es, Gesundheitsprobleme schon in frühen Entwicklungsstadien auszuräumen oder einzudämmen, dann sind die Auswirkungen für spätere Lebensphasen positiv. Bei einer Konzentration präventiver Bemühungen auf die ersten beiden Lebensjahrzehnte kann in vielen Bereichen eine besonders hohe Wirksamkeit von Maßnahmen sichergestellt werden (Hurrelmann & Settertobulte, 2000).

2 Was ist Autogenes Training?

2.1 Ein Weg zu Ruhe und Gelassenheit

Das Autogene Training wurde von dem Berliner Nervenarzt Johannes Heinrich Schultz in den 1920er-Jahren entwickelt und findet bis heute neue Anhänger. Es entstand ursprünglich aus der Hypnose. Schultz stellte bei seiner intensiven Beschäftigung mit der Hypnose fest, dass die Teilnehmer immer wieder über ähnliche Empfindungen berichteten. Konkret handelt es sich um eine angenehme Schwere und Wärme, ruhiger werdende Atmung und Pulsfrequenz und eine kühle Stirn. Schultz stellte unter ökonomischen Gesichtspunkten Überlegungen an, wie er diese wohltuenden Entspannungsreaktionen mehr Menschen zuteilwerden lassen könnte als den wenigen, die zu ihm in die Einzelbehandlung kamen.

Er kristallisierte die sechs Übungen »Schwere«, »Wärme«, »Herz«, »Atmung«, »Sonnengeflecht« und »Stirnkühle« (Schultz, 2010) heraus, entwickelte dazu entsprechende autosuggestive, also selbstbeeinflussende Formeln und fügte die Ruhetönung hinzu. Im Gegensatz zur Hypnose konnte das Autogene Training nach vorheriger professioneller Vermittlung nun auch selbstständig eingesetzt werden. Der Weg in einen tiefen und erholsamen Ruhezustand war über das Autogene Training somit sehr viel effektiver geworden.

Definition

Autosuggestion = Selbstbeeinflussung beim Autogenen Training
Heterosuggestion = Fremdbeeinflussung bei der Hypnose

So spiegelt auch der Begriff »autogen« diesen Grundgedanken von Schultz wider. »Auto«, vom griechischen Wort »autos« herrührend, heißt »selbst« und »gen« drückt aus, dass etwas »entsteht« – das Autogene Training ist also eine Entspannungstechnik, die aus einem selbst heraus entsteht. Schultz bezeichnet das Autogene Training deshalb auch als »konzentrative Selbstentspannung«. Dabei wird durch die konzentrative Hinwendung auf sich selbst und den eigenen Körper das Bewusstsein eingeengt. Ähnlich wie bei einem Scheinwerfer wird die Aufmerksamkeit ganz intensiv auf weniges gerichtet, während alles andere weitgehend ausgeblendet ist. Mit dieser intensiven Hinwendung und den damit verbundenen Gedanken werden bestimmte körperliche Reaktionen in Gang gesetzt, die letztlich zu einer physischen und psychischen Entspannung führen. Dass das so funktioniert, liegt in der menschlichen Fähigkeit zur psychosomatischen wie somatopsychischen Reaktion. Zur Verdeutlichung: Etwas Psychisches, z. B. etwas, das einem »im Nacken sitzt«, kann zur Verspannung der Nacken- und Schultermuskulatur führen. Umgekehrt führt die Entspannung der Muskulatur, wie sie vor allem bei der Schwereübung erfolgt, über die körperliche Entspannung auch zu einer psychischen Relaxation. Damit sind die belastenden psychischen Einflüsse natürlich noch nicht aus der Welt geschaffen. Der Umgang mit den Belastungen allerdings ist aufgrund der körperlichen und psychischen Entlastung, verbunden mit der besseren Fitness, der größeren Ruhe und Gelassenheit, viel leichter.

»Autogenes Training macht gelassen, aber nicht gleichgültig.« (Brenner, 2002)

2.2 Etwas Psychosomatik

»Der Husten, der Juckreiz, die Bauch- oder Kopfschmerzen sind mehr psychosomatisch ...« ist heute eine durchaus gebräuchliche Erklärung für ein Krankheitsgeschehen. Der Begriff Psychosomatik wird so wie hier meist in Verbindung von Erkrankungen gebraucht, bei denen psychologische Faktoren eine bedeutsame Rolle bei der Entstehung und Aufrechterhaltung spielen (Steinhausen, 2000). Ursprünglich wurden zu den psychosomatischen Erkrankungen nur solche gezählt, die mit einer offensichtlichen organischen Veränderung, wie Magengeschwüren oder Ekzemen der Haut, einhergingen. Heute wird der Begriff psychosomatische Störung weiter gefasst und beinhaltet auch Beschwerdebilder ohne organisches Substrat. Gemeint sind Beschwerdebilder mit körperlichen Begleiterscheinungen wie Herzjagen oder Atemnot bei Angst bzw. Druck auf der Brust, Spannungs- oder Schmerzzuständen bei Verstimmungen etc.

»Organisch ist soweit alles in Ordnung!« Oft verunsichert genau diese ärztliche Feststellung Kinder und ihre Eltern. Tatsächlich aber können psychologische Einflüsse so sein, dass es zu beträchtlichen Beschwerden kommt, auch ohne dass gleich eine Organerkrankung vorliegt (Bräutigam, 2015).

Beschreibend kann die Psychosomatik somit als eine Betrachtungsweise des Leib-Seele-Zusammenhangs bei Krankheiten und deren Behandlung angesehen werden. Es ist eine ganzheitliche Betrachtungsweise, bei der die gegenseitige Beeinflussung von Denken, Fühlen, Verhalten und körperlichen Reaktionen von maßgebender Bedeutung ist. Dabei zeugen Redewendungen wie »Ich nehme mir alles gleich zu Herzen«, »Das ist mir an die Nieren gegangen«, »Das macht mir Kopfzerbrechen«, »Es ist zum aus der Haut fahren« oder »Ich habe mir fast in die Hose gemacht« davon, dass es sich dabei um etwas dem Menschen Ureigenes handelt.

Schon immer gilt das Autogene Training als ein psychosomatisches Verfahren. Prozesse wie Denken und Vorstellung, Konzentration und Aufmerksamkeit sind etwas Geistig-Seelisches, die Reaktionen etwas Körperliches. Aber: Der Einfluss ist auch umgekehrt möglich. Gelingt es, durch Entspannung körperlich Ruhe und Entspannung einkehren zu lassen, wird das auch psychisch positive Folgen haben. Das Autogene Training ist somit nicht nur ein psychosomatisches, sondern auch somatopsychisches Verfahren.

2.3 Mentales Training

Mentales Training ist in aller Munde und vor allem im Bereich des Sports weit verbreitet (Eberspächer, 2012; Tönnies, 2006), spätestens seit der Weltmeisterschaft 2006 sogar im Fußball. Auch für Kinder und Jugendliche, vor allem die wettkampfmäßig Ski fahren oder gar Ski springen oder golfen, ist mental zu trainieren nichts Neues. Aber nicht nur erfolgreichen Sportlern, auch Politikern und Managern wird unterstellt, dass sie mental (= in Gedanken, geistig) trainieren. Aus motivationalen Gründen ist es hilfreich, gerade den größeren Kindern zu erklären: Mentales Training ist ein Erfolgsfaktor und auch Autogenes Training ist mentales Training.

Komponenten des mentalen Trainings

Mentale Trainings zeichnen sich wesentlich durch die Komponenten Entspannung, Konzentration und Visualisierung, d. h. das bildhafte Denken, aus. Alle drei Komponenten spielen auch beim Autogenen Training entscheidende Rollen. Entspannung ist das allgegenwärtige Thema dieses Buches, Konzentration ein erklärtes Ziel und die Visualisierung vor allem Bestandteil der formelhaften Vorsatzbildung.

Mit dem positiven Denken kommt eine vierte Dimension hinzu. Nehmen wir als Beispiel ein Kind am Vortag eines Mathematik-Tests. Noch steht das Kind nicht in der Prüfungssituation. Diese kann es also nicht sein, die die Puls- oder Atemfrequenz oder den Blutdruck steigert bzw. die Schweißdrüsen anregt. Es sind die damit verbundenen negativen Gedanken, die das bewirken: »Hoffentlich kommen keine Dezimalbrüche dran, die kann ich sowieso nicht«, »Ich werde bestimmt so nervös sein, dass ich nicht mehr klar denken kann«, »Wenn ich mich verrechne, ist alles aus«, »Ich muss bestimmt wieder auf die Toilette – dann verliere ich wieder viel zu viel Zeit«. Dagegen ist klar: Gedanken wie »Es wird schon gut gehen, ich habe mich ja prima vorbereitet«, »Wenn ich nervös werde, atme ich erst dreimal kräftig durch«, »Klappt eine Aufgabe nicht, nehme ich die nächste« oder »Ich bleibe ruhig, dann brauche ich auch nicht auf die Toilette« wären allesamt hilfreicher und erfolgversprechender.

Die Herausforderungen des täglichen Lebens positiv anzugehen ist grundsätzlich richtig. Aber Achtung! »Positives Denken« führt nicht zwangsläufig zum Glück. Ganz schnell ist man dabei, sich selbst zu überschätzen oder die Dinge schönzureden. Oft führt dies zu Enttäuschungen und an der Wirklichkeit vorbei. Ganz falsch wäre sogar, so wichtige psychologische Mechanismen wie Zweifel oder Angst zu ignorieren, da sie uns schützen. »Positives Denken« nimmt in der aktuellen populären Psychologie einen breiten Raum ein. In das Autogene Training mit Kindern fließen damit ganz moderne und doch schon lange überlieferte Erkenntnisse ein. Kapitel 11 *Formelhafte Vorsatzbildung* ist das beste Zeugnis davon.

2.4 Konzentration und Vorstellungskraft

Konzentration und Vorstellungskraft sind zwei wichtige Voraussetzungen für ein erfolgreiches Autogenes Training. Eltern sind hier oft skeptisch. Während es den

Kindern nicht an Vorstellungskraft fehle, mangele es umso mehr an Konzentration. Für viele ist gerade dies der Grund, Kinder das Autogene Training erlernen zu lassen.

Konzentration

Was ist Konzentration? Landläufig wird oft dahingehend geantwortet, dass man dann konzentriert ist, wenn man sich ganz einer Sache zuwenden, in eine Sache vertiefen kann.

Konzentration ist im Allgemeinen die aktive Hinwendung der Aufmerksamkeit auf etwas, unter Ausschaltung all dessen, was nicht zu diesem »etwas« gehört.

Konzentration ist eine Form der Aufmerksamkeit, die mit Vitalität, Steuerung, Reifung, Übung, Einengung des Bewusstseins, Vorstellungsabläufen und Denkakten zu tun hat. Konzentration ist aber auch ein Zustand, der von einer Vielzahl von körperlichen Faktoren wie Ermüdung oder Stress und psychologischen Faktoren wie Interesse oder situativen Umständen abhängig ist.

Neuerdings erscheint es so, dass es Kindern immer schwerer fällt, sich zu konzentrieren. Wen wundert's? Man denke nur einmal an die gesellschaftlichen Einflüsse, die für nie dagewesene Reizströme sorgen, beispielsweise Konsumgüter wie Medien oder Mode, aber auch Nahrungsmittel oder Sport- und Freizeitangebote gibt es immer mehr und in schnelleren Sequenzen. Folge sind Konsumterror, Multi-Tasking, Fast-Food und Freizeitstress, von dem Stress unter den Gleichaltrigen, in der Familie oder der Schule ganz zu schweigen. Für Ablenkung ist also gesorgt!

Wie soll es gelingen, sich zu konzentrieren, seine Aufmerksamkeit zu richten, wo erschwerend hinzukommt, dass der Konzentration sowieso Grenzen gesetzt sind? Selbstverständlich kann man Konzentration schulen. Jedoch ist Konzentration – wie lange angenommen – nicht nur eine Sache des Willens und Wollens, sondern auch anderer psychischer Prozesse wie der Emotion oder Motivation.

Konzentration ist also ein sehr komplexes Phänomen. Deshalb sollten immer zuerst die verschiedenen Einflussgrößen hinterfragt werden, wenn bei Kindern Konzentrationsstörungen festgestellt werden. Wir halten das Hinterfragen auch deshalb für wichtig, da Kindern mit – oft nur vorübergehenden – Konzentrationsstörungen allzu schnell Diagnosen psychischer Störungen angeheftet werden. Die Aufmerksamkeitsdefizit-/Hyperaktivitätsstörung ist eine solche Diagnose (Dilling et al., 2013).

Die Konzentration im Autogenen Training

Die Übungen des Autogenen Trainings erfordern Konzentration auf die Vorstellung z. B. von Schwere oder Wärme oder der damit verbundenen Geschichten. Ehe die Kinder sich aber versehen, schweifen ihre Gedanken ab, es drängen sich andere Vorstellungen auf, darunter vielleicht sogar Vorstellungen, die dem ursprünglichen Ziel, sich entspannen zu können, sogar entgegengesetzt sind.

Darüber hinaus berichten die Kinder, dass die aktive Auseinandersetzung mit den störenden Gedanken oder Gefühlen oft erfolglos bleibt, wodurch sie diese noch mehr in das Bewusstsein rücken. Sie ärgern sich dann, fordern sich wiederholt auf »Jetzt konzentrier' dich doch mal«, hadern mit sich und haben darüber schnell die ursprüngliche Absicht, gut mitmachen zu wollen, verloren.

Die Klage »Ich kann mich einfach nicht konzentrieren!« kennen wir auch aus den Autogenen Trainingsgruppen. Der anschließende Konzentrations-Check kann bei der Ursachenforschung helfen (nach Ott, 1999).

Konzentrations-Check

- Ist das Kind Ablenkungen ausgesetzt?
  Letztendlich können es viele äußere Faktoren sein, die die Konzentration stören. Das mag das Verhalten des Trainers oder der anderen Kinder in der Gruppe sein, und wenn es nur der Schnupfen oder Husten eines Kindes ist. Das können Eigenarten des Raumes sein, z. B. dass er als zu warm oder kalt empfunden wird, oder die Umgebung des Raumes, aus der Geräusche vernehmbar sind.
- Fehlt es an Übung?
  Wenn die erste Frage mit »Ja, aber« beantwortet werden kann, d. h. ja, da gibt es die eine oder andere Störung, aber so schlimm sind die gar nicht, dann könnte die Störbarkeit auch daran liegen, dass das Kind in Bezug auf die Konzentration, einer Fähigkeit, die geschult werden kann, eben zu wenig geübt ist. Das Autogene Training ist ein übendes Verfahren. Das Kind ist dann hier gerade richtig!
- Fehlt es an Interesse?
  Niemand erwartet, dass das Autogene Training zur Lieblingsbeschäftigung wird. Auch gibt es eben Phasen, da ist das Autogene Training wenig oder gar nicht interessant. Insbesondere dann, wenn es andere massive Interessen sind, z. B. die Party vom Vorabend oder – noch schwieriger – der Junge / das Mädchen aus der 5. Klasse, die mit der Aufmerksamkeit konkurrieren.
- Wie ist es um die Einstellung bestellt?
  Problematischer als eine vorübergehende Interesselosigkeit ist eine fehlende Einstellung. Oft fehlen die Einsicht und damit die Motivation zu dem meistens von den Eltern initiierten Autogenen Training. Vielleicht ist die Spirale »fehlende Einstellung – fehlendes Engagement – fehlender Erfolg« schon im Gange. Denn was soll das Ganze? Alles völlig uncool!
- Ist das Kind überlastet?
  Schule, Sportverein, Theater- oder Tanzgruppe, Musikunterricht, familiäre Verpflichtungen, eigene oder hohe Erwartungen anderer, Erfolgsdruck und jetzt noch das Autogene Training. Zur chronischen Überlastung ist es oft nicht weit.
- Ist das Kind akut müde oder erschöpft?
  Krankheit, mangelnder Schlaf oder manchmal nur die in der Eile ausgelassene Mahlzeit mit dem damit verbundenen Energie- und Flüssigkeitsdefizit mindern die erforderliche Konzentration.
- Schleppt das Kind ungelöste Probleme mit sich herum?
  Diese Frage zielt auf mögliche innere, oft stark emotionsbeladene Einflüsse. Wenn das Kind die Beziehungskrise der Eltern oder den Tod der geliebten Oma im Kopf hat, bleibt für das Autogene Training im Moment nicht mehr viel Raum.

Es ist schwierig, Konzentration zu wollen. Deshalb empfehlen wir zu allererst, sich die Konzentration zueigen zu machen, die man für das Autogene Training braucht, eine spielerische Konzentration, eine Konzentration, die nicht aus der aktiven Verdrängung von störenden Gedanken und Gefühlen besteht, sondern sich passiv aus der Vorstellung eines Ziels ergibt.

Es wird den Kindern vermittelt, dass es nicht schlimm ist, wenn sie während des Trainings in Gedanken abschweifen. Die meisten Gedanken kommen und gehen, es gibt immer wieder die Gelegenheit, zum Autogenen Training zurückzukehren. Sind die Gedanken besonders hartnäckig, geben wir gegebenenfalls sogar den Rat, die Gedanken nicht mit Macht verdrängen zu wollen, sondern sie zuende zu denken.

Das große Plus! Das Autogene Training ist an sich ein Konzentrationstraining! Die Steigerung der Konzentration ist ein erklärtes Ziel des Autogenen Trainings. Die Sorge, dass die Konzentration am Anfang für die Übungen nicht ausreicht, kann zerstreut werden. Die Kombination des klassischen Autogenen Trainings mit imaginativen Verfahren, das Arbeiten mit Bildern und Fantasie, reduziert die Anforderungen an die Konzentrationsleistungen gerade für Kinder, die damit ein Problem haben, auf ein machbares Maß.

Und außerdem: Die Konzentration der Kinder ist oft nicht so schlecht, wie es den Eindruck macht. Ist es nicht so, dass das neue PC-Spiel oder Filmchen auf YouTube regelrecht »verschlungen« werden? Nichts anderes zählt mehr – die Welt darum scheint minutenlang versunken. Da klappt es offensichtlich ganz gut mit der Konzentration.

Vorstellungskraft – Gedanken, die den Körper beeinflussen

Dass unser Körper durch unsere Gedanken beeinflusst werden kann, kennt jeder aus dem täglichen Leben. Manchmal können wir die Auswirkungen auf den Körper sehr deutlich wahrnehmen.

»Komm, wir üben noch ein wenig für die Mathematikarbeit morgen!«, sagt die Mutter. Was wird diese Mutter bei ihrem Kind damit auslösen? Die Pulsfrequenz steigt, das Herz schlägt vielleicht einmal kurz bis zum Hals, die Atmung wird schneller, die Hände werden etwas feuchter. Die überraschende Erinnerung an den Test und die damit verbundenen Vorstellungen beschleunigen viele körperliche und auch geistig-seelische Vorgänge.

Ein sehr anschauliches und bekanntes Beispiel, das gut als Übung mit Kindern oder an eventuellen Elternterminen eingesetzt werden kann, ist dieses:

Beispiel

»Stellt euch vor, ihr haltet eine große, gelbe Zitrone in eurer Hand. Sie ist besonders schön, sonnengereift und prall gefüllt. Die Zitrone ist an einer Stelle angeschnitten. Sie ist wirklich saftig. Beim Auseinanderbrechen tropft der Saft herunter. Das Fruchtfleisch quillt heraus und der Geruch steigt euch in die Nase. Ihr stellt euch weiter vor, dass ihr die Zitrone nun zum Mund führt und kräftig hineinbeißt.«

Man kann sich der Reaktionen sicher sein. Ein langsamer Vortrag und geschlossene Augen erhöhen die Wirkung. Obwohl die Zitrone nicht vorhanden ist, sie weder zu sehen, zu tasten, riechen oder schmecken ist, reagiert der Körper. Die Mundwinkel oder das Gesicht werden verzogen, der Speichelfluss wir erhöht, viele beginnen gar zu schlucken.

Nicht anders werden beim Autogenen Training mit intensiver Zuwendung auf die jeweilige Übung und Vorstellungskraft gewünschte körperliche Entspannungsreaktionen in Gang gesetzt: Beispielsweise die Entspannung der Muskulatur durch die Vorstellung von Schwere oder Gefäßerweiterung und bessere Durchblutung durch die Vorstellung von Wärme.

3 Entspannung, Anspannung und Stress

3.1 Entspannung und Anspannung

Entspannung müsste eigentlich etwas für unsere Zeit Typisches sein, wo das Phänomen Stress doch so verbreitet ist?

»Ja« und »Nein«. Wenn wir »Nein« sagen, dann deshalb, weil auch unsere Eltern und deren Eltern und alle Generationen davor ebenfalls Belastungen – heute sagen wir eben modern Stress dazu – ausgesetzt waren. Wer so angespannt war, brauchte auch entsprechende Entspannung. Hören wir uns aktuell um, dann beantworten wir obige Fragen ganz klar mit »Ja«. Ja, Entspannung ist etwas für unsere Zeit Typisches. Da ist der Sportler, der sich mental auf den Wettkampf vorbereitet, die Führungskraft, die vor der Vertragsverhandlung noch einmal in sich geht, die Studentin, die im Rahmen ihrer Examensvorbereitungen im besten Fall sogar mehrmals täglich eine Entspannungsübung durchführt, und – die Kinder und Jugendlichen nehmen sich da nicht mehr aus – der Teenager, der – vermeintlich oder tatsächlich – ganz relaxed in die Klassenarbeit geht.

Fast scheint es, dass Entspannung Mode geworden ist. In jedem Fall aber hängt dies mit unserem modernen Stress zusammen, d. h. mit unserer entspannungs- und ausgleichsarmen Lebensführung, mit der zivilisatorischen Reizüberflutung, der Leistungsbesessenheit, den Konfliktsituationen in Beruf, Ausbildung oder Familie, den übertriebenen Wünschen und Ansprüchen wie weltfremden Idealen, Ungenügsamkeit oder Erlebnishunger.

Also kein Wunder, dass Entspannung so hoch im Kurs steht, wo uns dieser ganze Stress so sehr zusetzt. Gesundheitsexperten gehen davon aus, dass zwei Drittel aller Erkrankungen auf Stress zurückzuführen sind. Und allen kommt das teuer zu stehen, so der Versichertengemeinschaft oder den Unternehmen, nicht zuletzt aber den Betroffenen selbst.

3.2 Stress

Stress ist heute selbst ein im wahrsten Sinne des Wortes gestresster Begriff. Das Wort kommt aus dem Englischen, speziell aus der Materialprüfung, wo es für Anspannung, die Belastung eines Materials verwendet wird. Der ungarisch-kanadische Mediziner Hans Selye hat den Begriff Anfang der 1950er-Jahre in die Medizin und Psychologie eingeführt und etwas sehr Ähnliches beschrieben:

Definition

Stress ist ein Zustand des gesamten Organismus als Aktivierungsreaktion auf Stressoren, also auf alle inneren und äußeren Anforderungen, wobei diese als Bedrohung des eigenen Wohlergehens wahrgenommen werden.

Typische Beispiele für äußere Anforderungen von Kindern sind (Hampel & Petermann, 2003):

- die schulische Situation
- Geschwister-Konflikte
- Eltern-Kind-Konflikte
- Streit mit den Freunden

Von inneren Anforderungen spricht man, wenn man nachdenklich ist, grübelt, sich sorgt oder sich sogar ängstigt. Bei Kindern betrifft dies vor allem folgende Bereiche:

- Schule
- Gesundheit
- persönlicher Schaden

Dass in den beiden Aufzählungen die Schule an erster Stelle genannt wird, hat seinen Grund. Sind die Kinder erst einmal schulpflichtig, entwickelt sich die Schule schnell zum Stressfaktor Nr. 1.

Was auch immer als differenzierte Ursache diskutiert wird, das Schulsystem, die Schule selbst, der Schüler oder die Eltern des Schülers, die Schule ist der wichtigste Stressfaktor – so auch das im Januar 2015 vorgestellte LBS-Kinderbarometer (LBS, 2015a, b). Ein durchaus repräsentatives Ergebnis, wurden doch 11.000 Kinder im Alter zwischen 9 und 14 Jahren bundesweit befragt.

Die Forscher fanden heraus, dass das Stressniveau relativ hoch ist. Verursacht durch zu wenig Zeit in der Schule, um mit Freunden zu reden. Darüber hinaus zu wenig Zeit, um mal alleine zu lernen, zu spielen oder nur auszuruhen. Und die Forscher warnen: Der gefühlte Zeitmangel nimmt mit dem Alter zu. Aus Sicht des Deutschen Kinderschutzbundes (LBS, 2015b) ist der chronische Stress bei den Kindern ein ernstzunehmendes Problem (s. a. Abschn. 3.5) und empfiehlt, nach mehr Entspannungsmöglichkeiten zu suchen.

Klein-Heßling und Lohaus (2012) haben Kinder und Jugendliche im Alter von 7 bis 16 Jahren zu ihren Erfahrungen mit Stress befragt. Es hat sich gezeigt, dass ein großer Teil von Kindern im Grundschulalter Stress erlebt:

- Eigene Stresserlebnisse werden von 72 Prozent der 7- bis 11-Jährigen und von 81 Prozent der 12- bis 16-Jährigen berichtet.
- Keine Vorstellung über die Verursachung von Stress findet sich bei 36 Prozent der jüngeren und 17 Prozent der älteren Schüler.

- Jüngere Kinder betonen externale Verursachungen von Stress, während in den höheren Altersgruppen sowohl externale als auch internale Stressursachen benannt werden.
- In allen Altersgruppen werden sowohl physische Stresssymptome (wie Kopf- und Bauchschmerzen) als auch psychische Stresssymptome (wie Ängste, Aggressionen oder Erschöpfungszustände) berichtet.
- Es bestehen kaum Kenntnisse über Stressbewältigungsstrategien, wobei 25 Prozent der Kinder annehmen, nichts gegen Stress unternehmen zu können.

3.3 Stress und das vegetative Nervensystem

Um das Stressgeschehen und die Zusammenhänge zwischen Psyche und Körper besser verstehen zu können, sind Kenntnisse des vegetativen Nervensystems, insbesondere des Zusammenwirkens seiner beiden Teile Sympathikus und Parasympathikus hilfreich. Vor allem in der Vergangenheit wurde das vegetative Nervensystem auch unwillkürliches oder autonomes Nervensystem genannt (Silbernagel & Despopoulos, 2012). Das ist nicht falsch, regelt es doch z. B. unsere Atmung, Verdauung, Herz oder Stoffwechsel, ohne dass wir etwas dazu tun müssen. Allerdings ist es nicht unabhängig. So haben gerade seelische Vorgänge Einfluss auf das vegetative Nervensystem und somit auf Körperfunktionen.

Der Sympathikus hat dabei eine vorwiegend aktivierende Funktion, wodurch Leistung ermöglicht wird, sein »Gegenspieler« Parasympathikus wirkt vor allem in Richtung Energiespeicherung, Aufbau und Erholung. So sind »Balance« oder »Balancing« die Zauberworte der modernen Stressmedizin. Im Zustand der Gesundheit und des Wohlbefindens schwanken einzelne Körperfunktionen innerhalb bestimmter Grenzen zwischen Beanspruchung und Erholung. Es kommt also darauf an, zwischen Anspannung und Entspannung das gesunde Maß zu halten.

Tabelle 3.1 Beispielhafte Wirkungen des Sympathikus und des Parasympathikus (Ohm, 1990)

Körperfunktionen	Sympathikus	Parasympathikus
Atmung	schneller, tiefer	langsamer, flacher
Bildung von Schweiß	verstärkt	vermindert
Herzschlag	schneller, stärker	langsamer, schwächer
Blutdruck	höher	niedriger
Durchblutung der Skelettmuskulatur	stärker	schwächer
Gerinnungsfähigkeit des Blutes	stärker	schwächer
Skelettmuskulatur	angespannt	entspannt

Tabelle 3.1 (Fortsetzung)

Körperfunktionen	Sympathikus	Parasympathikus
Blutzucker	höher	niedriger
Blutfett	höher	niedriger
Magensäure	vermindert	erhöht
Verdauung	unterbrochen	angeregt
Durchblutung von Verdauungsorganen, Haut, Schleimhäuten, Genitalien	schwächer	stärker

Dazu unser Beispiel aus dem Alltag, das wir nun schon einige Male bemüht haben: Nehmen wir zusätzlich an, Sie sind der Vater oder die Mutter dieses Mädchens, dem die Mathematikarbeit bevorsteht, der es mit äußerst gemischten Gefühlen entgegensieht. Da sich Ihre Tochter mit dem Beginn der Vorbereitung auffallend viel Zeit lässt, erinnern Sie sie daran, nun doch einmal mit dem Lernen zu beginnen. Mit dieser Erinnerung setzen Sie einen Stressreiz mit herausforderndem, alarmierendem Charakter. Darauf reagiert der Mensch – also auch Ihre Tochter in unserem Beispiel – körperlich mit einer Erhöhung der Sympathikus-Aktivität. Genaugenommen bereitet sich der Organismus mit diesem Anstieg der »sympathischen« Aktivität auf Angriff oder Flucht vor. Das war auch einmal sehr wichtig. Während des längsten Abschnittes seiner Geschichte stand der Mensch vor allem Herausforderungen gegenüber, die er körperlich bewältigen musste. Für die Jagd, den Kampf mit dem Feind oder die Flucht waren diese Funktionen überlebenswichtig. In der heutigen Zeit aber erscheint der Mensch zumindest »vegetativ« wie eine Fehlkonstruktion. Was soll die Tochter in unserem Beispiel tun? Mit Ihnen kämpfen? Oder davonlaufen? Beides würde zwar zu einer Abreaktion führen, macht aber wenig Sinn.

3.4 Guter und schlechter Stress

Auch wenn in der jüngsten Zeit in der wissenschaftlichen Psychologie die Begriffe nicht mehr verwendet werden (Tausch, 2002), nutzen wir die Unterscheidung in guten und schlechten Stress gerne, um das Verständnis der Stressreaktion zu vertiefen.

Gesundheitlich ist Stress zunächst einmal völlig unbedenklich, solange die Alarmsituation nicht zu lange anhält oder von der nächsten abgelöst wird, die mobilisierte Energie z.B. durch körperliche Aktivität abgebaut wird und ausreichend Zeit zur Erholung vorhanden ist. Um gesund, widerstands- und leistungsfähig zu bleiben, brauchen wir also ein Stück weit Stress, den sogenannten guten Stress, auch Eustress (Abb. 3.1) genannt, denn auch bei ständiger Unterforderung, bei zu wenig An- und Aufregung droht Schaden.

Wenn jemand wie das Mathematik-geplagte Mädchen in unserem obigen Beispiel eine Erfahrung macht wie diese, welche es aufregt oder innerlich alarmiert, kommt es am Ende der Vorphase zunächst zu einer Art »Schrecksekunde«, danach tritt die schon geschilderte Bereitstellung von körperlichen Energien durch die verstärkte Wirkung des Sympathikus (Alarmphase) ein. Im günstigen Falle – wir nehmen nun einmal an, Sie beruhigen Ihre Tochter durch ermutigendes Zureden oder das Lernen geht gut voran – kommt es zu einer parasympathisch betonten Erholungsphase.

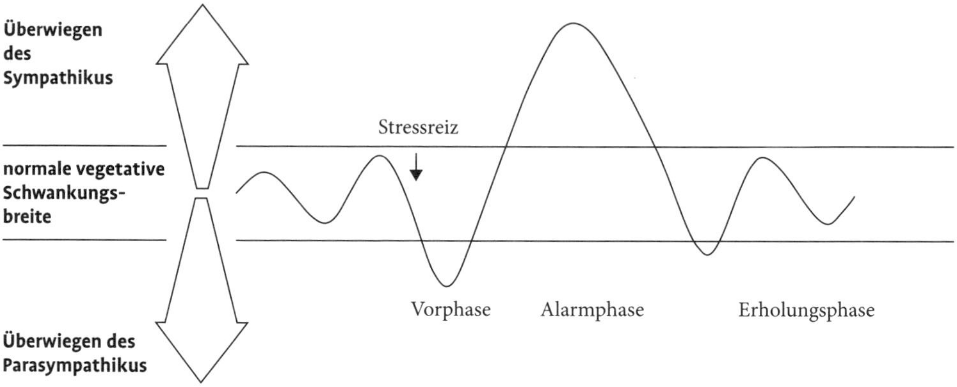

Abbildung 3.1 Schema eines gesundheitlich günstigen Stress-Ablaufes (Eustress) (nach Ohm, 1990)

Diese Erholungsphase hat der Harvard-Kardiologe und Verhaltensmediziner Herbert Benson (Harris & Ernst, 1993) als Entspannungsreaktion beschrieben. Entspannung ist zunächst einmal kein Ausnahmezustand. Entspannung läuft vielmehr nach einem Muster ab, das genauso wie die Stressreaktion entwicklungsgeschichtlich angelegt ist und von daher zum natürlichen Verhaltensrepertoire des Menschen zählt.

Wunderbar, könnte man denken. Alles regelt sich von selbst! Weit gefehlt! Die Wirklichkeit der Menschen sieht heute vielmehr so aus, dass es nicht zu der gesunden Stressreaktion kommt, in diesem Falle zu der vegetativen Gesamtumschaltung von Anspannung auf Entspannung, sondern eher zu einer chronischen Überreizung und Überforderung. Dieser krankmachende, schlechte Stress wird auch Distress (Abb. 3.2) genannt.

Die ausführliche Darstellung des vegetativen Nervensystems und des Stress-Ablaufes darf den Blick aber nicht nur auf die körperlichen Folgen verengen. Die Fortsetzung unseres Beispiels mit der Schülerin zeigt, dass sich Stress genauso auf das Denken, Fühlen und Verhalten auswirkt.

Die Erinnerung an die bevorstehende Mathematikarbeit löst bei der Schülerin Stress aus. Leider wirken Sie – um das Beispiel fortzuspinnen – als Elternteil nicht beruhigend auf Ihr Kind ein, eher vorwurfsvoll, weil noch so viel zu tun ist. Das Lernen läuft dann mehr schlecht als recht. Die Lösungen werden lange nicht oder gar nicht gefunden. Dummerweise kommt es nach Abschluss der Matheübungen – aufgeladen wie die Situation mittlerweile ist – zu einem Disput mit der Freundin, weil wegen des längeren

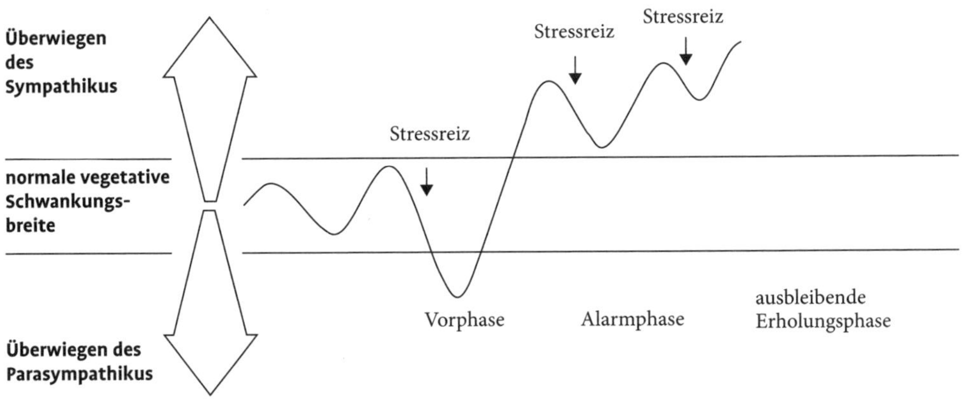

Abbildung 3.2 Schema eines gesundheitlich gefährdenden Stress-Ablaufes (Distress) (nach Ohm, 1990)

Übens eine Vereinbarung nicht eingehalten werden konnte. Ganz schlimm ist, dass die geliebte Fernsehsendung zwischenzeitlich passé ist. Und nicht genug: Da ist ja noch die Oma, die darauf wartet, dass man ihr – übrigens wie versprochen – beim Einkaufen hilft.

Die Situationsbeschreibung deutet es an: Der Stress wirkt sich nicht nur auf das vegetative Nervensystem aus. Ganz bestimmt bleibt bei so viel Stress der Blutdruck nicht der gleiche, vielleicht verspannt unsere Schülerin oder kommt gar ins Schwitzen. Sicher macht sie sich so ihre Gedanken: »Wo soll das enden …«, »Das schaffe ich in hundert Tagen nicht« oder »Auch das noch«. Dabei sind Emotionen im Spiel: Angst vor dem Versagen, Ärger oder Wut wegen der Freundin, Sorge um die Oma. Wie sich der Stress auf das Verhalten (engl. *behavior*) auswirkt, kann man sich auch vorstellen: Da fliegt das Mathebuch in eine Ecke, die Oma wird angezischt oder einfach nur losgeheult.

Die unterschiedlichen Auswirkungen von Stress:

- vegetativ-hormonell
- kognitiv
- emotional
- behavioral

Es ist sicher anzunehmen, dass unsere Schülerin in der beschriebenen Situation »Stress hat«. Hier wirken verschiedene und in ihrer Häufigkeit, Vielfalt, Dauer und Intensität unterschiedliche Stressoren auf sie ein. Wie sehr sich der Stress bei ihr dann auswirkt, hängt neben den genannten Faktoren wesentlich davon ab, wie die Schülerin die ganze Situation bewertet: als ihre Kräfte übersteigend oder immer noch zuversichtlich, das Ganze irgendwie schon in den Griff zu bekommen. Die Bewertung wiederum wird u. a. dadurch beeinflusst, welche Bewältigungsstrategien sie zur Verfügung hat. Mit dem

Autogenen Training hätte sie ein Instrument, den Stress präventiv wie akut nachhaltig positiv zu beeinflussen.

Diese Faktoren bestimmen die Stressdosis:
- Häufigkeit
- Vielfalt
- Dauer
- Intensität der Stressoren
- Bewertung und Bewältigungsmöglichkeiten

Entspannung tut Not. Umso mehr, weil in der heutigen Zeit körperliche Abreaktionen immer weniger werden. Die Kinder sitzen vormittags in der Schule, nachmittags an den Hausaufgaben, danach am Computer, an der Spielekonsole oder vor dem Fernseher. Entspannung und insbesondere Entspannungsverfahren tun Not, weil Entspannung auch nicht einfach konsumierbar ist. Zerstreuung, Ablenkung oder Freizeit können zwar den Stresseinfluss unterbrechen, haben aber noch lange nichts mit regenerierender Erholung zu tun.

3.5 Burnout bei Kindern

Ausgebrannt sein, die totale Erschöpfung galt lange als spezielles Problem bei Menschen mit helfenden Berufen, später als Managerkrankheit bei dauergestressten Leistungsträgern. Die Diagnose Burnout bei Kindern und Jugendlichen findet sich in keiner offiziellen Klassifikation, in keinem Manual – weltweit nicht, übrigens auch nicht der Burnout bei Erwachsenen, denen der Begriff lange vorbehalten war. In der ICD-10-GM Version 2015 (DIMDI, 2015b) taucht der Burnout als Problem mit Bezug auf Schwierigkeiten bei der Lebensführung (Code Z73) auf. Bei den Kindern kann die Codierung Z55 noch einen Hinweis geben, wo u. a. von mangelnder Anpassung an schulische Anforderungen die Rede ist. Auch wenn Burnout im wissenschaftlichen Bereich nicht als eigenständige Krankheit geführt wird, ist heute nicht nur der Begriff, sondern auch das damit verbundene Phänomen verbreitet – mittlerweile auch im Zusammenhang mit Kindern und Jugendlichen.

Die bevölkerungsrepräsentative Stress-Studie 2015 *Burn-Out im Kinderzimmer. Wie gestresst sind Kinder und Jugendliche in Deutschland?* (Bayer Vital GmbH, 2015) zeigt, in welchem Umfang Burnout bei Kindern und Jugendlichen angekommen ist. Etwa jedes sechste Kind und jeder fünfte Jugendliche in Deutschland ist betroffen. Ursache ist hoher Stress, wesentlich herbeigeführt durch Überforderung, Erwartungsdruck seitens der Eltern und fehlende Mitbestimmung die ohnehin schon knappe Freizeit betreffend.

Der Untertitel »Wie das Prinzip Leistung unsere Kinder überfordert« des Buches *Burnout-Kids* von Michael Schulte-Markwort (2015) ist bezeichnend. Der Kinder- und Jugendpsychiater sieht den Burnout bei Kindern als gesamtgesellschaftliches Problem und fordert zur selbstkritischen Nachfrage auf, ob es wirklich immer mehr sein, die Latte immer höher gelegt werden müsse?

Symptomatisch gibt es Ähnlichkeiten zwischen Erwachsenen und Kindern. Typisch ist die psychophysische Erschöpfung, verbunden mit Depressionen, Versagensängsten und psychosomatischen Beschwerden wie Kopf- oder Bauchweh, Müdigkeit, nachlassender – bei Kindern und Jugendlichen wesentlich schulischer – Leistungsfähigkeit, mit Rückzug oder gar Isolation. Darüber hinaus ist speziell bei jungen Menschen auf Symptome wie eine auffällige Gewichtsveränderung in kurzer Zeit, selbstverletzendes Verhalten oder Bettnässen zu achten.

Die Therapie dieser Probleme beinhaltet verschiedene Bausteine wie Verhaltensänderung, Gespräche mit Eltern, Erziehern oder Lehrern oder die Unterstützung aus und im sozialen Umfeld. Entspannungs- und Konzentrationsübungen sind obligatorisch. Vertiefte Erholung ist angezeigt, Ruhe für Kopf und Körper – das Autogene Training ist prädestiniert.

II Die Aufwärmphase

4 Voraussetzungen

4.1 Alter, Entwicklung, Gegenanzeigen

Sechs Jahre, also das übliche Einschulungsalter, wird gemeinhin als untere Altersgrenze angesetzt, um Autogenes Training zu lernen. Das Autogene Training kann aber durchaus auch mit Vorschulkindern praktiziert werden. Letztendlich entscheiden die geistige und soziale Entwicklung darüber. Umgekehrt muss bei Kindern mit verzögerter Entwicklung die Altersgrenze entsprechend hochgesetzt werden.

Der Reifegrad steht auch im Zusammenhang mit der Einsicht und dem Verständnis für das eigene Tun. Die Einsicht wiederum ist für die Motivation bedeutsam. Fast immer ist die Teilnahme am Autogenen Training von den Eltern veranlasst. Eine ausschließlich extrinsische Motivation ist allerdings problematisch, da der Erfolg wesentlich von den Übungen der Kinder abhängt. Es ist also eine herausragende Aufgabe der Trainer, bei den Kindern recht schnell eine Motivation aufzubauen und ganz individuell herauszuarbeiten, wofür ein Kind autogen trainiert.

Kontraindikationen. Es gibt Zustände, bei denen das Autogene Training absolut kontraindiziert ist (Krampen, 1998):

- akute Belastungszustände mit Krankheitswert (z.B. Trauma nach einem Unfall oder dem schmerzlichen Verlust eines nahestehenden Menschen) ohne Primärbehandlung
- akute physische (z.B. Migräneattacke) oder psychische (z.B. Psychose) Krankheitszustände ohne Primärbehandlung
- schwere Intelligenzminderung

Daneben gibt es eine Reihe relativer Kontraindikationen, die in der Praxis des Autogenen Trainings in unterschiedlicher Weise ständig eine Rolle spielen.

Nicht selten offenbaren sich die Gründe, die Anlass zur Teilnahme am Autogenen Training gaben, als zu schwerwiegend. »Das Kind ist furchtbar zappelig/verstockt/mitgenommen/ehrgeizig/auf sich bezogen/empfindlich ...« Wenn sich – um bei diesen exemplarischen Aussagen zu bleiben – dahinter ausgewachsene Probleme wie Aufmerksamkeitsdefizitsyndrome, Kontaktstörungen, Lebenskrisen, überhöhte Erfolgserwartungen oder Leistungsorientierung, psychische oder Störungen des Sozialverhaltens verstecken, dann werden aus diesen relativen absolute Kontraindikationen.

4.2 Voraussetzungen des Trainers

Das Autogene Training ist ein sehr pragmatisches Verfahren. Es basiert wesentlich auf medizinischen Tatsachen. Dies verführt zu der Annahme, dass Sachkenntnis gepaart mit etwas Methodik und Didaktik den Erfolg eines Autogenen Trainings sicherstellt.

Dies ist ein großes Manko, auch in der Ausbildung vor allem fragwürdiger Institute, die nach einer »Schnellpresse« am Wochenende »Diplome« in Autogenem Training verleihen. Dass die Leitung eines Autogenen Trainings aber ausschließlich Ärzten vorbehalten bleiben muss, wie es Schultz seinerzeit forderte, ist ein Anachronismus. Auf der anderen Seite hat das Autogene Training in Lehre und Praxis eine Verbreitung gefunden, die in zu vielen Fällen bedenklich ist.

Unabhängig von seiner beruflichen Herkunft braucht der Leiter eines Autogenen Trainings

- Sachkenntnis,
- Selbsterfahrung und
- pädagogische Fähigkeiten.

Die Sachkenntnisse sind in erster Linie medizinischer und psychologischer Art. Dazu gehören z. B. Kenntnisse der physiologischen Abläufe, der Entwicklungspsychologie oder der Psychopathologie. Ohne Selbsterfahrung ist die Leitung eines Autogenen Trainings undenkbar. Nur die eigene Erfahrung ermöglicht die Einfühlung in das, was »Sache« ist. Außerdem unterstreicht es die Glaubwürdigkeit des Trainers. Pädagogische Fähigkeiten sind eine weitere Voraussetzung. Bei aller Pragmatik des Autogenen Trainings sollte nicht vergessen werden, dass das Training auf psychische Dispositionen zielt und damit auf die Persönlichkeitsentwicklung des Kindes Einfluss nimmt. Die positive Förderungsabsicht sollte im Vordergrund stehen, das »Erzieherische« sich in Grenzen halten. Die Beherrschung der Methodik ist eine Selbstverständlichkeit.

Neben diesen Faktoren sehen wir das Bemühen um

- Wertschätzung und Akzeptanz des Kindes, so wie es ist,
- ein einfühlendes Verständnis der psychischen Situation verbunden mit Zuwendung zu den Gefühlen des Kindes und
- Vertrauen in die selbstregulierenden Kräfte des Kindes

als sehr hilfreiche zusätzliche Bedingung.

Wir machen hier gerne eine Anleihe bei der Psychotherapie. Die Forderung nach den oben genannten Faktoren ist Ergebnis weltweiter Praxiserfahrung und umfangreicher Therapieforschung, insbesondere zur Gesprächspsychotherapie von Carl Rogers (1992), bei der die Beziehung weitgehend die Therapie selbst ausmacht und eine notwendige und hinreichende Bedingung für den Fortschritt des Klienten, hier des anvertrauten Kindes ist.

Exkurs

Gordon-Modell

Die Grundüberlegungen von Rogers haben auch außerhalb der Psychotherapie weite Verbreitung gefunden haben. Ein paar Ausführungen über das Gordon-Modell (Gordon, 1998), ein auf dem Ansatz von Carl Rogers beruhendes System von Kommunikations- und Konfliktlösungsfertigkeiten, gibt ein beeindruckendes Beispiel, das für die Arbeit mit Kindern folgende Ergebnisse erbracht hat:

- Für Eltern: mehr Selbstvertrauen bei der Erziehung der Kinder, Erziehung mit weniger Stress, Verminderung der Eltern-Kind-Problematik, Abnahme von psychosomatischen Symptomen, verbessertes Verstehen kindlichen Verhaltens einschließlich schulischer Probleme und effektivere elterliche Führungsqualitäten
- Für Kinder, deren Eltern die Fertigkeiten des Gordon-Modells anwenden: vermehrtes Selbstwertgefühl, Abnahme von unangemessenen und störenden Verhaltensweisen und verbesserte Schulleistungen
- Für Schulen, Kindergärten, Heime: weniger Verhaltensauffälligkeiten in den genannten Institutionen, Verringerung von Schulschwänzen und Schulverweigerung, verbesserte Kooperation mit den Eltern und verbesserte Schulleistungen der Kinder

Damit verständlicher wird, was mit Wertschätzung, einfühlendem Verständnis und Vertrauen gemeint ist bzw. vom Trainer neben den »technischen« Fertigkeiten in die Praxis des Autogenen Trainings eingebracht werden soll, hier ein paar Empfehlungen:

(1) Zeigen Sie Ihre Wertschätzung durch Ihr Bemühen, das Kind wirklich kennenzulernen, es in seinem gesamten Denken und Handeln wahrnehmen und verstehen zu wollen, ferner dadurch, dass Sie dem Kind Raum für seine Meinungen geben und es respektieren, unabhängig z. B. von seiner Herkunft, seinem Bildungsstand oder seinen Überzeugungen. Zeigen Sie Ihre Wertschätzung dadurch, dass Sie ihm etwas zutrauen, z. B. in der Trainingsstunde oder hinsichtlich der Hausaufgabenerfüllung, und dass Sie das Kind unterstützen.

(2) Wertschätzung heißt nicht, alle Haltungen und Verhaltensweisen von Kindern akzeptieren zu müssen. Wenn das schwierig ist, ist es ratsam, sich der dahinterstehenden Interessen, Wünsche oder Bedürfnisse gewahr zu werden. Das fördert das Verständnis und die Akzeptanz ungemein. Immer aber können und sollten die damit verbundenen Gefühle akzeptiert werden. Zeigen Sie dies den Kindern durch aktives Zuhören. Konzentrieren Sie sich z. B. beim Feedback der Trainingsergebnisse ganz auf das sprechende Kind. Bestätigen Sie Ihre Aufmerksamkeit auch durch nonverbale Signale (z. B. Blickkontakt, Kopfnicken). Prüfen Sie Ihr Verständnis, stellen Sie dazu viele Fragen (»Ich weiß nicht genau, wie du das gemeint hast, könntest du mir noch einmal …«) und spiegeln Sie Emotionen wider (»Ich merke, es macht dich traurig / nachdenklich / wütend …, dass du dazu nichts erzählen kannst«).

(3) Vertrauen Sie auf die wertvollen Bestandteile der kindlichen Entwicklung in diesem Alter. Dazu gehört gelegentlich auch Störendes wie die höhere Ablenkbarkeit und die Abhängigkeit von Lust und Laune, mehr aber noch die dem Lernprozess im Autogenen Training so zuträglichen Fähigkeiten zur lebhaften Vorstellung, die Bereitschaft, sich in der Situation zu verlieren oder auf Neues einzulassen, die Offenheit für Anregungen oder die kindlichen Vorteile der besseren Körperwahrnehmung und schneller als Erwachsene zu lernen.

4.3 Die richtigen Bedingungen

Eine lockere, spielerische Einstellung erleichtert die ersten Versuche des Autogenen Trainings erheblich. Neben der inneren Haltung gibt es auch einige äußere Bedingungen, die gerade in der ersten Phase des Erlernens hohe Bedeutung haben:

- Dauer
- Umgebung
- Gruppengröße und -zusammenstellung
- Körperhaltung
- Lidschluss

Die Dauer – einer Übung, einer Einheit, des gesamten Trainings und des Elternabends

Die Dauer einer Entspannungsübung ist gerade bei Kindern sehr individuell. Durch die Umrahmung mit Geschichten ist die Übungsdauer zunächst etwas länger als beim originären Autogenen Training, dennoch darf man insbesondere am Anfang das Konzentrationsvermögen nicht überstrapazieren. Dies regelt sich am besten über den Inhalt der Texte: Während in den ersten Geschichten die Formeln des Autogenen Trainings etwa zwei bis drei Minuten dauern, benötigt die passende Geschichte zwischen 10 und 15 Minuten. Dieser Zeitbedarf verschiebt sich im Verlauf des gesamten Trainings, bis letztlich der Anteil der Geschichte auf ein Minimum reduziert ist bzw. beim selbstständigen Üben später ganz entfällt.

Unser gesamtes Training umfasst die Übungen: Schwere, Wärme, Atmung, Bauch und Kopf. Für die Schwereübung setzen wir zwei Trainingseinheiten an. Für Wärme, Atmung, Bauch und Kopf jeweils eine Einheit und eine weitere Einheit (nach der Atmung) für ein speziell ruhegetöntes Training. Damit ergeben sich planerisch sieben bis acht Trainingseinheiten mit mindestens 60 Minuten je Einheit. Der gesamte Zeitaufwand erhöht sich noch um einen Elternabend.

Elternabend. Ein Elternabend ist obligatorisch. Wir legen ihn in die zweite Kurshälfte. Diese Entscheidung ist individuell und von der Situation abhängig. Es gibt Trainer, die legen den Elternabend an den Anfang oder den Schluss des Kurses oder führen gar zwei durch. Unsere Entscheidung ist u. a. dadurch bedingt, dass wir im Vorfeld fast immer eine ärztliche Empfehlung mit der Diagnose oder dem Grund für das Autogene Training vorliegen und fast immer auch ein persönliches Gespräch zumeist mit der Mutter geführt haben. In welcher Phase des Kurses der Elternabend liegt, bestimmt wesentlich den Inhalt. In der zweiten Kurshälfte dient er vor allem der gegenseitigen Rückmeldung über die Trainingsentwicklung und der Besprechung des häuslichen Übens auch schon mit Blick über das Kursende hinaus.

Die richtige Umgebung

Eine angenehme Atmosphäre ist insbesondere für Anfänger wichtig. Gerade Kinder lassen sich leicht ablenken, weshalb der Übungsraum keinesfalls durch Reize überflutet sein darf. Einige ausgewählte Gegenstände, angenehmes Licht, gut gelüftet, aber wohl temperiert sind die besten Bedingungen. Um keine »Klassenzimmerstimmung« aufkommen zu lassen empfiehlt es sich, die Matten oder Stühle im Kreis aufzustellen. Besonders wichtig ist es, eventuellen Störungen vorzubeugen. Sorgen Sie dafür, dass kein Telefon / Handy klingelt oder gar jemand den Raum betritt. Passende Schilder hierzu können die Kinder gleich selbst herstellen:

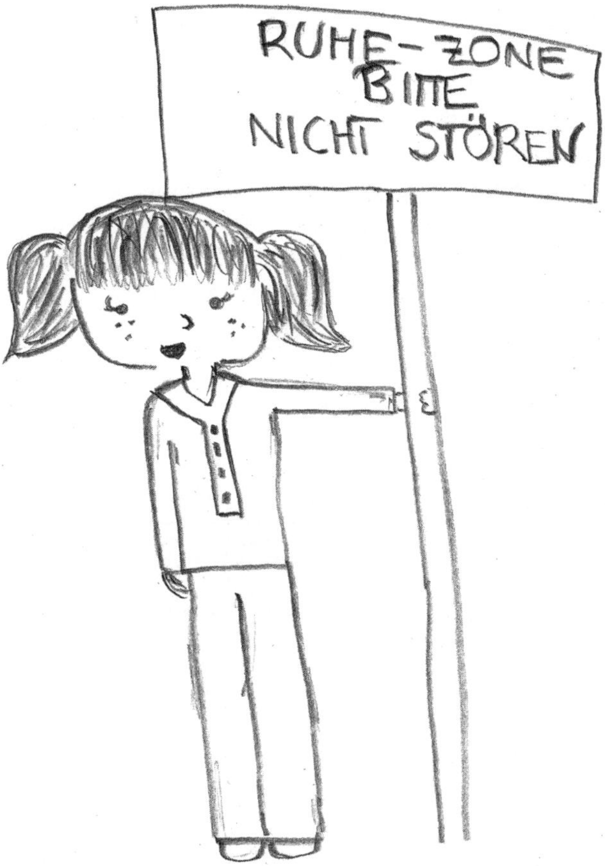

Abbildung 4.1 Störungen vorbeugen

Gruppengröße und -zusammenstellung

Die Gruppengröße ist maßgeblich vom Alter der Kinder abhängig. Es hat sich bewährt, die Anzahl bei jüngeren Kindern auf sechs Teilnehmer zu begrenzen, ab neun Jahren sind bis zu zehn Kinder möglich.

Ein Augenmerk gilt der Homogenität der Gruppe. Im Vordergrund stehen der Altersunterschied, der eine Spanne von drei bis vier Jahren nicht überschreiten sollte, und die Zusammensetzung hinsichtlich physischer und psychischer Auffälligkeiten. Man stelle sich nur eine Gruppe vor, in der neben relativ unauffälligen ein oder zwei sehr lebendige Kinder sind, daneben ein eher introvertiertes Kind mit Migräne und eines, das an Neurodermitis erkrankt ist. Jedes dieser Kinder stellt eine eigene Aufgabe dar, sei es bei den einführenden Spielen, den Geschichten oder den speziellen Übungen. Umgekehrt sind komplett homogene Gruppen nicht immer empfehlenswert.

Die Körperhaltung

Die Haltung des Übenden ist etwas sehr individuelles und sollte als solches auch akzeptiert werden. Dennoch ist es wichtig, anfangs verschiedene sinnvolle Haltungen vorzustellen und auszuprobieren.

Autogenes Training im Liegen. Sich liegend zu entspannen fällt vielen Teilnehmern zunächst am leichtesten. In der Rückenlage kann sich die Muskulatur vollständig entspannen – wohl die beste Voraussetzung für ein gelungenes Training. Das Kind liegt dabei vollständig auf dem Rücken, die Arme liegen bequem neben dem Körper. Die Beine liegen etwa hüftbreit gespreizt, wobei die Füße ganz locker nach außen oder innen fallen. Bei Bedarf kann ein kleines Kissen unter den Kopf gelegt und die Knie z. B. durch eine zusammengerollte Decke angehoben werden (Abb. 4.2).

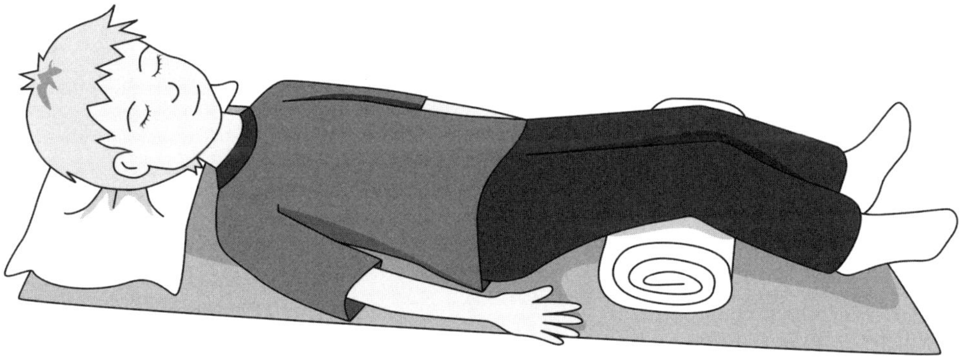

Abbildung 4.2 Autogenes Training in der Rückenlage

Viele Kinder fühlen sich geborgener, wenn sie sich mit einer Decke zudecken können. Nicht nur die Temperaturstabilisierung, auch die schützende Funktion bringen dabei positive Empfindungen mit sich. Lassen Sie den Kindern ausreichend Zeit, um eine angenehme Haltung zu finden.

Autogenes Training in Seitenlage. Die Seitenlage erinnert an eine Schlafposition und ist uns daher sehr vertraut. Um jedoch die Muskelspannung auch hier so gering wie nötig zu halten, gilt es eine stabile Stellung einzunehmen: Das Kind liegt hierzu seitlich auf der Matte. Das untere Bein bleibt gestreckt, das obere wird nach vorne angewinkelt. Ebenso liegt der untere Arm leicht angewinkelt hinter dem Rücken (die Handfläche zeigt nach oben), während der obere Arm angewinkelt vor dem Brustkorb bzw. dem Gesicht liegt (die Handfläche zeigt nach unten; s. Abb. 4.3).

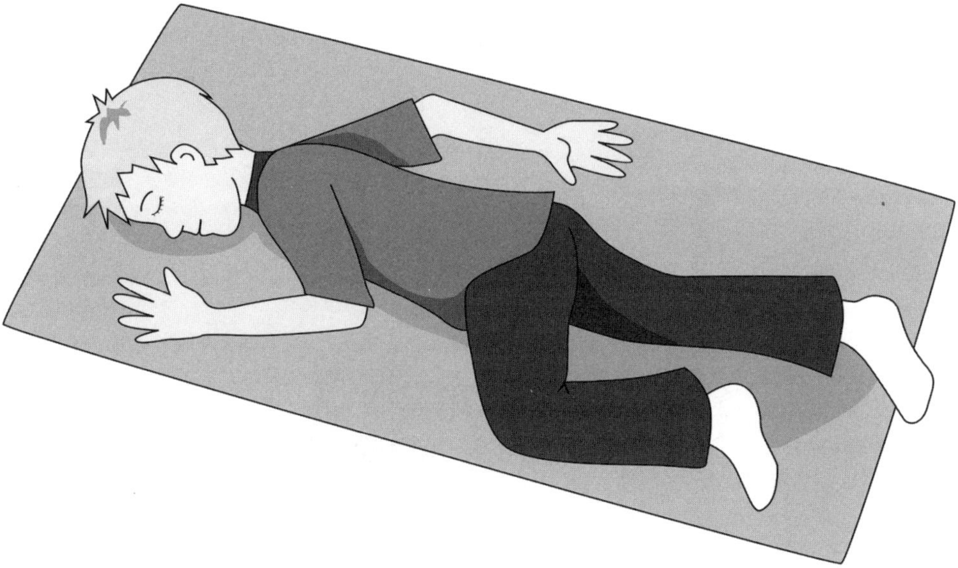

Abbildung 4.3 Autogenes Training in der Seitenlage

Autogenes Training im Sitzen. Sobald die Kinder mehr mit dem Autogenen Training vertraut sind, ist es sinnvoll, die Übungshaltung im Sitzen einzuführen. Zum einen sind sie dadurch später in der Lage, z. B. auch einmal im Wartezimmer des Zahnarztes, auf einer Auto-, Bus- oder Bahnfahrt etc. zu üben, zum anderen fühlen sich manche Kinder in dieser Haltung wohler.

Das Kind sitzt hierbei angelehnt auf einem Stuhl, wobei der Bereich der Lendenwirbelsäule nicht direkt mit der Stuhllehne in Berührung kommt. Die Füße brauchen sicheren Kontakt zu einer Unterlage, d. h., bei zu hohen Stühlen kann aus einer zusammengerollten Matte oder einem Kissen eine Unterlage geschaffen werden. Beide Beine stehen locker nebeneinander. Die Hände liegen bequem auf den Oberschenkeln, ohne sich dabei zu berühren. Die Schultern hängen möglichst locker, ein zusätzliches – ganz bewusstes – Fallenlassen der Schultern tut sicher gut.

Für eine entspannte Kopfhaltung ist es wichtig, die Position zu finden, in der nur ein minimaler Muskelaufwand notwendig ist. Hierzu wird der Kopf von Schulter zu Schulter hin und her gewogen. Diese Bewegung wird immer kleiner und sanfter, bis der Kopf fast wie von selbst eine angenehme Haltung in der Mitte gefunden hat. Dann sinkt der Kopf noch ein wenig nach vorne in Richtung Brust (Abb. 4.4). Hier heißt es aufgepasst, denn ein zu starkes Nach-vorne-Beugen wird Nackenbeschwerden zur Folge haben.

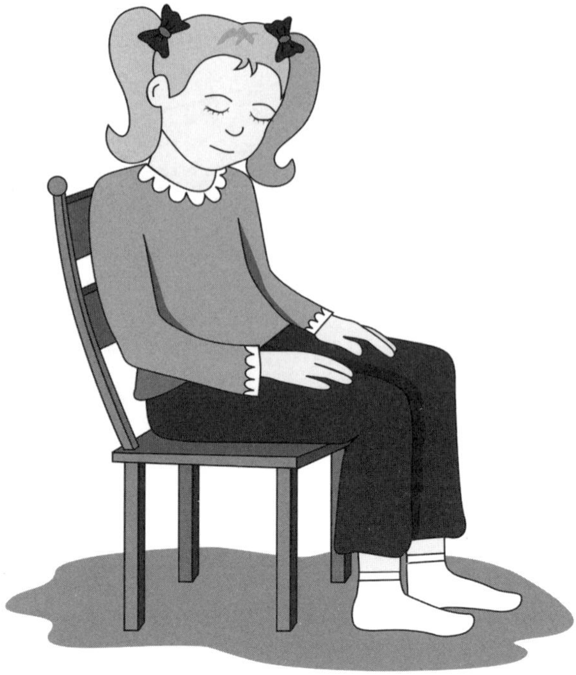

Abbildung 4.4 Autogenes Training sitzend

Droschkenkutscherhaltung. Doch was tun, wenn kurz vor der Mathematikarbeit ein Autogenes Training notwendig wäre – auf der Schultoilette ohne Lehne üben? Auch das geht! Hier kommt dann die althergebrachte Droschkenkutscherhaltung (schließlich hatten die Kutscher in der damaligen Zeit auch keine Lehne) zum Einsatz. Wie bei der angelehnten Sitzhaltung stehen die Füße fest auf dem Untergrund, die Beine stehen im rechten Winkel. Um die richtige Position des Oberkörpers zu finden, richtet sich das Kind mit aller Kraft auf, macht sich ganz gerade, um dann in sich zusammenzufallen. Der Rücken wird dabei rund und fällt nach hinten, der Kopf sinkt leicht nach vorne und die Hände liegen auf den Oberschenkeln. Mit leichten Pendelbewegungen des Oberkörpers wird das Gleichgewicht gefunden, sodass keinerlei Muskelanstrengung notwendig ist.

Ob im Liegen, im Sitzen oder in der Droschkenkutscherhaltung – Ziel der vorgestellten Haltungen ist ein minimaler Kraftaufwand bei einer bequemen Haltung. Die Berührung der Hände beispielsweise oder das Unterlegen des Kopfes mit den Händen sorgt für Ablenkung bzw. Muskelanspannung und ist damit kontraindiziert. Erklären Sie dies den Kindern, so werden diese auch bei der Suche nach der individuellen Haltung auf das Wesentliche achten. »Die Empfindungen des Übenden bestimmen die Körperhaltung« erklärt Haring (1993) und mit den richtigen Tipps und Erklärungen wird auch eine geeignete Körperhaltung gefunden werden.

Übung

Wackelpuddingtest

Zur Einführung der liegenden Position macht der »Wackelpuddingtest« viel Spaß. Die Kinder legen sich hierzu in die richtige Position und werden aufgefordert, alle Glieder völlig locker zu lassen. Der Trainer nimmt dann der Reihe nach die Arme jedes einzelnen Kindes und schwingt diese sanft hin und her – er spürt dabei jede willentliche Kontrolle des Kindes und schwingt solange weiter, bis die Arme völlig locker sind. Lässt man diese nun (knapp über dem Boden) los, so fallen sie auf die Unterlage zurück. Danach geht's zu den Füßen ... sind alle Glieder locker, dann ist der Wackelpuddingtest bestanden.

Das Kind und der Trainer spüren auf diese Weise sehr genau, in welchem Teil des Körpers noch Spannungen vorhanden sind. Das bewusste Loslassen fällt mit diesem Spiel wesentlich leichter.

Der Lidschluss

Um Ablenkungen zu minimieren macht es Sinn, die Augen zu schließen. Keinesfalls soll aber ein krampfhafter Lidschluss entstehen. Deshalb wird die entsprechende Aufforderung in der Übungseinleitung ganz beiläufig erwähnt: »Während die Schultern ganz locker herunterhängen, fallen die Augen jetzt oder später fast wie von selbst zu ...« Tun sich Kinder damit anfangs schwer, so lassen Sie das sitzende Kind ca. einen Meter vor sich auf den Boden schauen und »erlauben« Sie ihm, sollten die Augen doch schwer werden, diese zu schließen. Liegt das Kind auf dem Rücken, fixiert es einen Punkt an der Decke. Dieser sollte allerdings nicht senkrecht stehen, sondern liegt ebenfalls etwas weiter vorne, sodass die Lider gesenkt sind. Im Hinblick auf spätere Übungen in der Öffentlichkeit (z.B. im Bus) ist es ist durchaus sinnvoll, bei entsprechendem Trainingsstand auch eine Übung mit geöffneten Augen auszuprobieren.

4.4 Rücknahme der Entspannung

Die Rücknahme – eine wichtige Voraussetzung? Auf jeden Fall! Mit der Rücknahme steht und fällt der Erfolg einer Übung. So kann eine ungenügend zurückgenommene Entspannungsreaktion unter Umständen Müdigkeit oder Kreislaufbeschwerden nach sich ziehen. Hingegen ist eine Rücknahme unmittelbar vor dem abendlichen Einschlafen denkbar ungünstig.

Was versteht man eigentlich unter der sogenannten »Rücknahme«?

Ein gelungenes Autogenes Training bewirkt eine vegetative Gesamtumschaltung. So sinken z.B. Atemfrequenz, Blutdruck oder muskuläre Spannung – der Körper stellt sich insgesamt auf Regeneration ein. Um im Alltag jedoch leistungsfähig zu sein, bedarf es einer gewissen körperlichen Aktivität. Um also Atmung, Herz, Kreislauf und

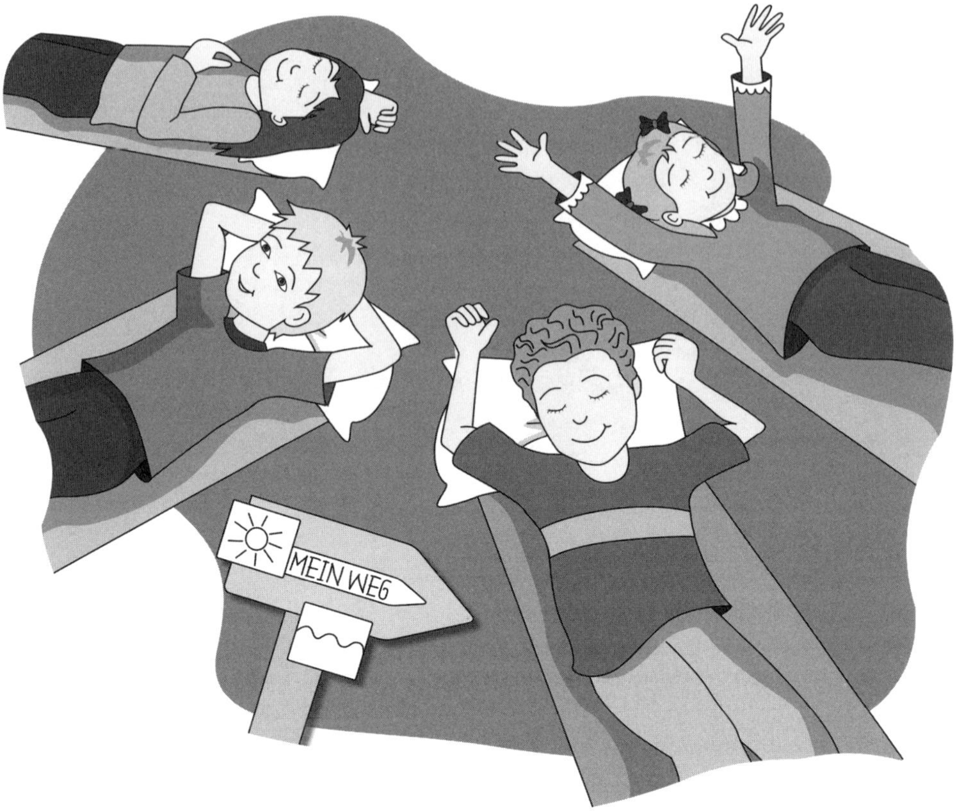

Abbildung 4.5 Rücknahme der Entspannung

Muskulatur wieder auf »Betriebsspannung« zu bringen, bedienen wir uns der Rücknahme, zu der wir die Kinder mit deutlicher Stimme auffordern:

- »Arme fest!«

Bedeutung: Die Hände werden zwei-, dreimal zu einer Faust geballt und wieder geöffnet. Zusätzlich werden die Arme kräftig gestreckt und wieder gebeugt.

- »Tief ein- und ausatmen!«
- »Augen auf!«

Die Rücknahme muss nach jeder Übung kräftig und ausgiebig durchgeführt werden – auch dann, wenn subjektiv keine Entspannungsreaktion empfunden wurde. Ebenso ist bei einer unvorhergesehenen Unterbrechung oder Abbruch, selbst wenn diese sehr früh erfolgen sollten, eine Rücknahme unverzichtbar. Müde, schwere Beine, Schwindelgefühle, Benommenheit oder andere Störungen könnten sonst die Folgen sein.

Ausnahme. Die – wirklich einzige – Ausnahme ist das Üben vor dem Einschlafen. Durch den Übergang in den Schlafzustand kommt die Leistungsfähigkeit automatisch mit dem Aufwachen wieder. Eine Rücknahme würde dazu führen, dass wir uns frisch, erholt und wach fühlen, wohl nicht die besten Voraussetzungen zum Einschlafen.

! Besprechen Sie die Rücknahme mit den Kindern *vor* der ersten Übung. Unterrichten Sie die Kinder davon, dass sie die Übung jederzeit selbst – jedoch nie ohne Rücknahme – abbrechen können, insbesondere wenn etwas unangenehm sein sollte.

Zur Veranschaulichung der Vorgehensweise können Sie die Kinder beispielsweise eine Katze beschreiben lassen, die sich reckt und streckt. Genauso kräftig, intensiv, ja fast schon genüsslich soll unsere Rücknahme aussehen.

5 Geschichten und Autogenes Training

5.1 Nichts für Puristen – und doch Autogenes Training pur?

Das Autogene Training hat sich erstaunlich gut gehalten. Obwohl schon in den 1920er-Jahren entwickelt, kommt es auch heute noch – und das in den meisten Fällen – beinahe unverfälscht zum Einsatz. Eine Aussage, die allerdings nur für die Anwendung bei Erwachsenen gilt.

Beim Autogenen Training für Kinder ist die Situation eine ganz andere. Die Zahl der »Puristen«, die das »Erwachsenen-Autogene Training« auch bei Kindern fast 1:1 übernehmen, wird stetig kleiner. Und das aus gutem Grund: Denn das Autogene Training in seiner herkömmlichen Form ist nicht kindgerecht.

Jedoch verkehrte die Entwicklung des Autogenen Trainings für Kinder das Extrem in vielen Fällen in das Gegenteil. Da werden die Formeln des Autogenen Trainings bis zur Unkenntlichkeit in Geschichten versteckt oder Fantasiereisen aneinandergereiht und als Autogenes Training angepriesen. Unseres Erachtens wird hier eindeutig auf Kosten der Prägnanz, der Praktikabilität und damit der Wirksamkeit des Autogenen Trainings über das Ziel hinausgeschossen.

Auch wir setzen umfangreich Geschichten ein. Das jedoch schwerpunktmäßig am Anfang des gesamten Autogenen Trainings und aus dem zwingenden Grund, diese Methode kindgerecht einzuführen, d. h. nach den in den letzten Jahrzehnten gewandelten Bedürfnissen und Voraussetzungen. Dabei sind Sinn, Erlebnisorientierung und Passgenauigkeit gute Kriterien. Die Kinder sollen Freude haben, das, was sie tun, soll aus ihrer Sicht wohltuend und bedeutsam sein, und die Geschichten, aber auch Spiele und Übungen der kindlichen Vorstellungswelt und den Entwicklungsvoraussetzungen entsprechen (Quante, 2015).

In den ersten Trainingseinheiten steht also der Spaß an den Geschichten im Vordergrund, weshalb sich die Kinder auch gerne darauf einlassen. Nach und nach werden die Formeln des Autogenen Trainings »ausgepackt«. Damit rückt das Autogene Training mehr und mehr in den Vordergrund, während die Geschichten an Umfang und Bedeutung verlieren. Dieses »Herauskristallisieren« der Formeln des Autogenen Trainings bringt einen schönen zusätzlichen Effekt für die Umsetzung im Alltag. Die Kinder verwenden wahlweise nur die Formulierungen des Autogenen Trainings oder umrahmen diese zusätzlich mit einer Geschichte, was sie nach Belieben tun. Die Erfahrung hat gezeigt, dass die Geschichten umso früher wegfallen, je älter oder entwickelter die Kinder sind. Was dann bleibt, ist die bewährte Basis des originären Autogenen Trainings.

5.2 Die Struktur der Geschichten

Ziele. Erlebnis, Freude, Sicherheit und Geborgenheit bestimmen den Aufbau der einzelnen Entspannungsübungen. Dabei sind die Geschichten denen von Kruse und Haak (2000) inhaltlich und von der Struktur her ähnlich, nicht jedoch in ihrer schrittweisen Hinführung zu den Übungen des originären Autogenen Trainings.

(1) Äußerlicher und innerlicher Einstieg

Die Einnahme einer bequemen Haltung gehört genauso an den Anfang wie die Wahrnehmung der Umgebung und schließlich die Hinwendung zu sich selbst.

(2) Nähe erzeugen

Stellen Sie einen Bezug zum Alltag der Kinder her, z. B. sowohl zu deren persönlicher Umgebung als auch mit ihren aktuellen Gedanken.

Beispiel

»Stell dir vor, du gehst irgendwo spazieren, vielleicht an deinem Wohnort oder … Es kann sein, dass du darüber nachdenkst, was heute so alles geschehen ist …«

Tipp

Die ganze Instruktion finden Sie auf der Seite 64.

(3) Neue Abschnitte betreten

Bilder stellen den Übergang (Kruse & Haak, 2000) von der Wirklichkeit zur Fantasie her und erleichtern so den Einstieg. Ob der Spiegel bei Alice im Wunderland oder der Bahnsteig 9¾ bei Harry Potter, in unseren Geschichten markiert ein Wegweiser den Übergang in die Welt der Fantasie und Entspannung. Mit diesem Schritt wird der Alltag abgeschüttelt und ein ganz persönlicher Weg betreten, der von jedem Kind ganz individuell gestaltet und so zu seinem eigenen wird.

Beispiel

»Irgendwann kommst du zu einem Wegweiser … um dir alles genauer anzusehen, biegst du in diesen schmalen aber schönen Pfad ein … Alles, was dich eben noch beschäftigt hat, hast du hinter dir gelassen … Du fühlst dich vollkommen sicher und geborgen … Wie sieht es hier aus?«

(4) Ausblicke

Die Kinder werden neugierig gemacht und gleichzeitig motiviert dranzubleiben. Sie werden darauf vorbereitet, dass es sich um verschiedene Themen des Autogenen Trainings und somit auch um unterschiedliche Geschichten handelt.

Beispiel

»... eine Sage: Dieser Weg führt dich zu einem geheimnisvollen Ort ... Dort wirst du etwas sehr Wertvolles finden ... Bevor du dieses große Ziel erreichst, wirst du verschiedene Herausforderungen meistern ... Du fühlst, dass sich das lohnen wird ...«

(5) »Mentale« Aktivität

Besonders beim ersten Thema (Schwere) ist eine lebhafte und mit Muskelanspannung und -entspannung verbundene Vorstellung sehr hilfreich. Auf diese Weise werden Erinnerungen geweckt, die wiederum die Schwereempfindung erleichtern.

Beispiel

»... führt dich vor eine raue Felswand ... Dort oben ist etwas verborgen, das du finden sollst ... Du beginnst, langsam an der Felswand hochzuklettern ... und auch wenn du noch nie geklettert bist, weißt du, dass du ganz sicher bist ... es ist sehr anstrengend ... du spürst die Anspannung deiner Muskeln ... Dann hast du es geschafft ... Schau dich um, damit du ein weichen und bequemen Platz findest, um dich auszuruhen ...«

(6) Autogenes Training

Jetzt fällt es den Kindern relativ leicht, sich auf den ruhigeren Teil der Geschichte einzulassen – das eigentliche Autogene Training beginnt. Verstärkt wird dieser Unterschied, indem sich die Stimmlage deutlich ändert: Während die Geschichte bisher aktiv und lebendig erzählt wird, folgt nun eine ruhige und monotone Sprechweise.

Die Kinder suchen sich im Anschluss an die Formeln des Autogenen Trainings noch etwas aus, was sie an das jeweilige, neu hinzugekommene Thema erinnert. Dieses »Etwas«, wird von den Kindern nach der Übung gemalt. Es fungiert als Symbol und dient als Gedankenstütze.

Beispiel

»An was erinnert dich dieses Gefühl von Schwere? Wie fühlt es sich an? ... Was kennst du, das schwer ist? Such dir irgendetwas aus, das dich an diese Schwere erinnert ... eine Art Symbol ...«

(7) Innerliche und äußerliche Rückkehr

Nach dem eigentlichen Autogenen Training wird der Rückweg angetreten. Die Kinder kehren zuerst in Gedanken (Kruse & Haak, 2000) wieder in den Alltag zurück, dann findet die körperliche Rücknahme statt. So besteht die Möglichkeit, sich von der

Fantasiewelt zu lösen und trotzdem ein gutes Gefühl in den Alltag mitzunehmen, wohlwissend diesen Weg wieder betreten zu können.

Beispiel

»Langsam gehst du den Weg zurück ... bis zum Wegweiser ... Nimm deine Ruhe mit, wenn du nun langsam in deinen Alltag zurückkehrst.«

Die Übungen behalten immer die gleiche Grundstruktur, d. h., die Kinder steigen aus ihrem Alltag (Nr. 1–2) über den Wegweiser ein (Nr. 3), betreten ihren eigenen Weg und gehen ihn schließlich auch wieder zurück (Nr. 7). Allerdings wird die Beschreibung des Weges jedes Mal weniger (Nr. 3–5). Das anfangs noch zu bewältigende Abenteuer entfällt bald ganz, das Autogene Training (Nr. 6) bekommt mehr Raum.

Der jeweilige Weg passt zu dem neu eingeführten AT-Thema. So spielt z. B. bei der Wärmeeinführung die Sonne eine hervorgehobene Rolle oder die Atmung wird mit dem gleichmäßigen Kommen und Gehen der Wellen am Meer in Verbindung gebracht. Dies erleichtert die Vorstellung der Empfindungen und zeigt den Kindern verschiedene »Entspannungsorte« auf, sodass persönliche Vorlieben entwickelt werden können.

Diese persönlichen Vorlieben behalten wir ständig im Auge: So bieten wir in den Geschichten verschiedene Möglichkeiten an, lassen die Gestaltung dann aber offen: »Ist da ein Heißluftballon oder ein Zeppelin? Bist du auf einer Wiese, an einem See oder vielleicht auch an einem ganz anderen schönen Ort? Was kannst du hören oder riechen?«

Beim Üben zu Hause werden von den Kindern teilweise eigene Geschichten ausgedacht. Wir haben festgestellt, dass ein Grundgerüst Halt gibt. In jedem Fall muss aber darauf geachtet werden, dass die Geschichte zu jeder Zeit positiv getönt ist – das Kind sich also sicher und wohl fühlt.

Sind diese Voraussetzungen gegeben, ist gegen eine individuelle Ausgestaltung des Autogenen Trainings nichts einzuwenden.

Friebel et al. (1998), die vorwiegend mit Kindergartenkindern arbeiten, betonen, dass mit zunehmendem Alter die Entspannungsphase als eigenständiger Bereich gehandhabt werden sollte. Wir lassen es den Kindern frei, wann sie auf die Geschichten verzichten und nur das Autogene Training nutzen wollen.

5.3 Die Formeln des Autogenen Trainings

Beide Arme sind ganz schwer.
Ganz ruhig und entspannt, ganz ruhig.
Beide Beine sind ganz schwer.
Ganz ruhig und entspannt, ganz ruhig.

Der ganze Körper ist schwer.
Ganz ruhig und entspannt, ganz ruhig.
Beide Arme sind angenehm warm.
Ganz ruhig und entspannt, ganz ruhig.
Beide Beine sind angenehm warm.
Ganz ruhig und entspannt, ganz ruhig.
Der ganze Körper ist angenehm warm.
Ganz ruhig und entspannt, ganz ruhig.
Die Atmung ist ruhig und gleichmäßig, es atmet mich.
Ganz ruhig und entspannt, ganz ruhig.
Der Bauch ist strömend warm.
Ganz ruhig und entspannt, ganz ruhig.
Die Stirn ist angenehm kühl, der Kopf ist frei und klar.
Ganz ruhig und entspannt, ganz ruhig.

Zur Anwendung der Formeln des Autogenen Trainings
Die Themen (Schwere, Wärme etc.) des Autogenen Trainings und die dazugehörigen Formeln (z. B. »Beide Arme sind ganz schwer«) werden schrittweise eingeführt. Jedes Thema bekommt seine eigene Trainingseinheit. Teilweise ist es sinnvoll, zwei Termine für ein Thema zu verwenden, was in erster Linie vom Übungsfortschritt der Gruppe bestimmt wird.

Die jeweiligen Formeln werden mehrmals wiederholt. Bei neuen Formeln geschieht dies fünf- bis sechsmal, hingegen können eingeübte Formeln auf drei bis vier Wiederholungen reduziert werden. Dies hängt maßgeblich von der Trainingsentwicklung ab. In jedem Falle sollte den Kindern genügend Zeit eingeräumt werden, um sich auf das Thema und die damit verbundenen Erlebnisse einzustellen. Andererseits darf das Konzentrationsvermögen nicht überstrapaziert werden. Hier kommt es auf eine gute Beobachtung der Kinder und auch auf das richtige Gespür an.

Anfangs werden alle Formeln vom Trainer vorgesprochen. Um jedoch das eigenständige Üben der Kinder zu fördern ist es wichtig, stille Wiederholungen einzuführen. Die Kinder werden instruiert, die Formeln – nach den Wiederholungen des Trainers – selbst mehrmals gedanklich nachzusprechen. Auch die Einführung der stillen Wiederholungen geschieht stufenweise. Dabei verschiebt sich das Verhältnis von vorgesprochenen und still wiederholten Formeln so weit, bis gegen Ende des Trainings die stillen Wiederholungen vom Trainer jeweils nur einmal angestoßen werden.

Die Ruhetönung »Ganz ruhig und entspannt« wird generell nur einmal vorgesprochen und still wiederholt.

Zu den in den Formeln genannten Körperpartien. Bei Schwere und Wärme veranlassen wir die Kinder, ihre Aufmerksamkeit zunächst nur auf die Arme zu richten. Erst in den darauffolgenden Stunden kommen die Beine und schließlich der ganze Körper hinzu. Mit zunehmender Trainingserfahrung kann der Zwischenschritt mit den Beinen entfallen, die Schwere bzw. Wärme wird in den Armen und dann direkt im ganzen Körper angestrebt.

Mitunter – wenn Kinder sehr gut trainiert sind – ist es nicht mehr nötig, die ganze Formel aufzusagen. Sie kann sogar auf ein Wort (z. B. »Schwere«) reduziert sein. Die Kinder wissen dann sehr gut, was sie damit anfangen sollen.

Tipp

Mehr zu den einzelnen Themen und der Anwendung ab Seite 61.

6 Wie eine Trainingseinheit aussehen kann

Unsere Kinder sind anspruchsvoll, nicht zuletzt da die Welt, in der sie leben, anspruchsvoll ist. Das hat zur Folge, dass die Kinder auch von einem Kurs zu Autogenem Training oft ein abwechslungsreiches Unterhaltungsprogramm erwarten. Der Anspruch, ein zeitgerechtes Autogenes Training anzubieten, sollte jedoch nicht dazu verleiten, immer dem Kinderwunsch, dass auf jeden Fall »was los« ist, entsprechen zu wollen. Auch gibt es Menschen, die sagen, Entspannung sei langweilig. Kommt drauf an. Wir sind der Überzeugung, dass unsere Trainingseinheiten mit den Fragerunden am Anfang und Ende der Einheit, mit den verschiedenen Themen, Spielen und Geschichten in unserem Autogenen Training genug Abwechslung und Anregung beinhalten.

Mindestens genauso wichtig ist uns der gleichbleibende Stundenaufbau. Es verhält sich dabei wie bei Ritualen, von denen uns einige gut bekannt sind: das Liederständchen am Geburtstag, der Tagesablauf an Weihnachten oder die Gute-Nacht-Geschichte. Rituale geben uns ein Gefühl von Geborgenheit. Es ist das Gleichbleibende, das Vertraute, das uns in unserer schnelllebigen Zeit Halt und Orientierung gibt. Die Praxis des Autogenen Trainings hat gezeigt, dass die Kinder vom gleichbleibenden Stundenaufbau profitieren. Sie wissen bald, was auf sie zukommt, werden selbstsicherer, unbefangener und vertrauensvoller.

Übersicht

Aufbau und Zielsetzung

(1) Beginn → Zeit, um anzukommen
(2) Thema → Einführung in das neue Element
(3) Übung → Autogenes Training
(4) Rückmeldung → Nachbesprechung der Empfindungen
(5) Symbol → Verarbeitung des neuen Elementes in Bildform
(6) Abschluss → Ausklang und Aussicht auf die nächste Einheit

6.1 Beginn einer Einheit

»Wie geht es dir?« Ein fast obligatorischer Anfang und dennoch – echt und empathisch gefragt – entscheidend für das Miteinander des ganzen Trainings. Kinder spüren schnell, ob man ihnen wirklich zuhört und sie ernstnimmt. Kommt seitens der Kinder lediglich die Antwort »gut« bzw. »schlecht«, sollte eine gezielte Nachfrage folgen: »Warum geht es dir schlecht?« Ratsam ist bei diesen Gesprächen, die Richtung offen zu lassen, z. B. nicht zu fragen: »Hat dich in der Schule etwas geärgert?« Auch kommt es nicht darauf an, Lösungen zu finden, vielmehr soll sich das Kind verstanden und ernstgenommen fühlen.

Zu diesem »Wie geht es dir«-Auftakt können verschiedene Gesichter mit unterschiedlichen Stimmungen ausgelegt werden.

Tipp

Bereiten Sie Stimmungsgesichter ☺ 😐 ☹ vor oder lassen Sie sie von den Kindern malen.

Jedes Kind heftet entsprechend seiner Stimmung eine Wäscheklammer an das passende Gesicht. Es besteht auch die Möglichkeit, sich mehrere Gesichter auszusuchen. So wird die Wahrnehmung unterschiedlicher Empfindungen geschult. Die Kinder können nun erzählen, wie es ihnen geht, was sie gerade fröhlich, wütend oder traurig macht.

»Wie war es?« Zwischen den einzelnen Einheiten ist das eigenständige Trainieren zu Hause vorgesehen. Die Frage »Wie war es?« zielt auf die Rückmeldung der häuslichen Übungen.

Die Kinder haben während des Einführungsgesprächs die Chance, den Alltag abzuschütteln, sich auf die Stunde einzustellen. Dies kann durch eine kleine Atemübung, in der darüber hinaus richtig Dampf abgelassen werden kann, unterstützt werden:

Übung

Einfach mal Dampf ablassen!

Kinder und Trainer stellen sich hierfür etwa schulterbreit und mit lockeren Knien hin. Der Oberkörper ist nach vorne gebeugt. Alle stellen sich dann vor, dass es im Körper verschiedene Hebel gibt. Dreht man an diesen, geht der Oberkörper ein Stückchen weiter – Wirbel für Wirbel – in die aufrechte Haltung. Man dreht also am ersten Hebel und bewegt sich ein Stückchen, am zweiten Hebel, wieder ein Stückchen und schließlich streckt man sich mit dem Einatmen vollständig nach oben. Dabei werden die Arme über die Seite mitgeführt bis sie ganz nach oben ausgestreckt sind. Das Einatmen soll tief und kräftig, bis in den Bauchraum hinein, geschehen.

Beim Ausatmen fällt nun der Oberkörper vornüber mit ausgestreckten Armen nach unten, bis schließlich die Arme zwischen den Beinen ausschwingen können. Besonders wichtig ist nun die Vorstellung, dass mit der Ausatmung sämtlicher Frust und alle Wut gemeinsam mit der verbrauchten Atemluft »hinausgeschafft« wird. Das Ausatmen geschieht dabei deutlich hörbar durch den Mund. Es soll kräftig Dampf abgelassen werden und alles, was uns beschwert, geht mit der Ausatmung hinaus. Je nach Ausmaß des Frustes wird die Übung drei- bis viermal wiederholt.

6.2 Einführung in das jeweilige Thema

Der nächste Schritt in der Kursstunde ist die Einführung in das jeweilige Thema. Die einzelnen Übungen »Schwere«, »Wärme«, »Atmung«, »Bauch« und »Kopf« geben das Thema vor. Es wird immer nur ein Thema in einer Stunde behandelt, das sich dann wie ein roter Faden durch die gesamte Stunde hindurchzieht. Wir empfehlen, das Thema mit einem Spiel erleb- und greifbar zu machen. Die Kinder haben Spaß dabei und verbinden die ersten positiven Empfindungen damit. Beispiele für die passenden Spiele finden Sie bei der jeweiligen Übungseinheit.

Tipp

Spiele zur Einführung finden Sie in Kapitel 7.

6.3 Durchführung der Übung

Die eigentliche Übung besteht aus drei Teilen:

(1) Einnahme einer bequemen Haltung und Einleitung
(2) Geschichte mit dem eigentlichen Teil des Autogenen Trainings
(3) Rücknahme

Haltung, Geschichten und Rücknahme haben eigene Abschnitte. Zur Einleitung ist zu sagen, dass sie eher kurz und allgemein gehalten wird. Abhängig von der aktuellen Situation wird nochmals auf eine bequeme Haltung und den Lidschluss hingewiesen. Unterstützende Aussagen wie »Die Geräusche sind gleichgültig« oder »Gedanken kommen und gehen – lass sie einfach davonziehen, wie Wolken am Sommerhimmel« helfen den Kindern, sich einzustimmen.

Gesprochen kann die Einleitung wie folgt formuliert sein:

Beispiel

»Nimm eine bequeme Haltung ein, schließe die Augen ... Gehe in Gedanken den Körper durch. Achte auf deine Schultern: entspannen, lockerlassen ... Die Geräusche sind gleichgültig ... Gedanken kommen und gehen ...«

Tipp

Weitere Informationen finden Sie auf folgenden Seiten:
Haltung: Seite 40
Passende Geschichten: ab Seite 61
Rücknahme: Seite 43

6.4 Rückmeldung

Nach jeder Übung muss eine Rückmelderunde durchgeführt werden, in der die Kinder ihre Erfahrungen mit dem gerade absolvierten Training mitteilen können. Die Rückmeldungen geben Aufschluss über die Trainingsentwicklung und Hinweise auf unklare oder gar beeinträchtigende Empfindungen, sogenannte Begleiterscheinungen. Die Begleiterscheinungen werden dann besprochen, d. h., kindgerecht erklärt und Hilfen aufgezeigt.

Tipp

Infos zu den Begleiterscheinungen finden Sie in Kapitel 8.

Für diese Rückmelderunde ist eine Art Abmachung ganz gut. Eine konkrete Idee dazu ist: Eine Kerze wird aufgestellt und ein Stein dazugelegt. Die Kinder sollen sich eng darum gruppieren. Bestimmte Gruppenregeln, wie einander zuhören, gelten natürlich immer. Dennoch ist es wichtig, der Rückmelderunde zusätzlich einen besonders geschützten Rahmen zu geben. Deshalb ist die Erklärung unerlässlich, dass während die Kerze brennt, derjenige, der den Stein in Händen hält, alles sagen darf, was ihn beschäftigt. Alle anderen hören aufmerksam zu. Lachen ist erlaubt, aber niemand wird ausgelacht.

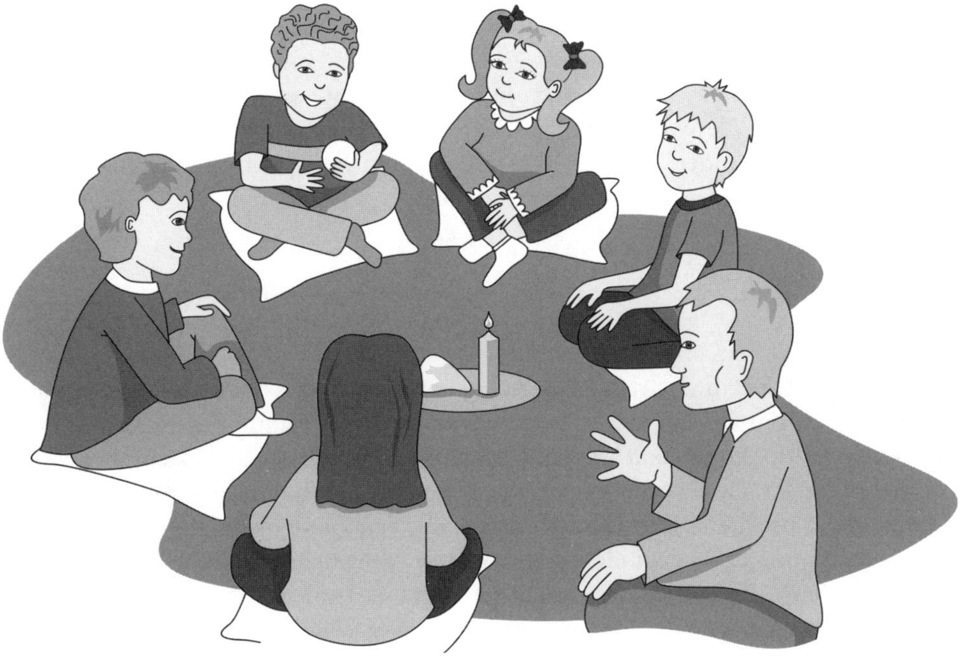

Abbildung 6.1 Rückmelderunde

Sicherheit und Geborgenheit haben einen hohen Stellenwert. Jedes Kind und damit jede Aussage ist von Bedeutung. In der Rückmelderunde erzählt jeder, wie es ihm erging. Die Nachfrage nach körperlichen Veränderungen spielt dabei eine wichtige Rolle.

Besondere Vorkommnisse verdienen besondere Beachtung. Zwei Beispiele: Da gibt es den Bericht eines Jungen, der nicht alleine einen Weg entlang gehen wollte oder konnte. Empfehlung: Dem Jungen erlauben, ja ihn sogar ermutigen, eine Begleitung mitzunehmen. Das natürlich erst, wenn die Empfehlung durch Nachfragen abgesichert ist. Das andere Beispiel ist das des 11-jährigen Mädchens, das sich nur sehr ungern und widerwillig von ihrem Ruheort löst. Tipp: Die Zustimmung geben, dass sie sich insbesondere bei den häuslichen Übungen länger verweilen darf, und die Gewissheit vermitteln, jederzeit dorthin zurückkehren zu können. Besondere Vorsicht ist jedoch geboten, wenn sich ein Kind ständig in seine eigene Welt zurückzieht. Hier sind die Ursachen zu ergründen.

Was aber tun, wenn eine Rückmeldung falsch ist? Mit dieser Einschätzung haben wir Probleme. Selbst wenn ein Kind beispielsweise den Inhalt der Geschichte anders wiedergibt, so werten wir dies zunächst als Ausdruck seiner Fantasie und unterstellen, dass es die Geschichte so erlebt hat. Kindliche Aussagen werden zu oft nach Fehlern untersucht, um sie entsprechend darauf hinzuweisen. Das Gegenteil ist interessant! Sich auf das Positive konzentrieren, es hervorheben, die Kinder loben und bestärken!

Stimmungsgesichter. In diesem Zusammenhang können noch einmal die Stimmungsgesichter vom Beginn der Stunde dazu genommen werden. Vielleicht bemerkt das eine oder andere Kind eine Änderung seiner Stimmung und kann so das Klämmerchen an ein anderes Gesicht stecken. Dies ist ein interessanter Hinweis und für die Kinder vielleicht mit dem Lerneffekt – nach einer Übung geht es mir besser – verbunden. Außerdem werden die Wahrnehmung und das Vertrauen in die eigenen Empfindungen gestärkt. Die Kinder erkennen und akzeptieren die Höhen und Tiefen leichter, wenn sie merken, dass es den anderen ähnlich geht.

6.5 Das Symbol

Das eingeführte Thema (Schwere, Wärme, Atmung etc.) soll in einem Bild festgehalten werden. Hierzu bekommt das Kind zu Beginn des Kurses seinen eigenen großen Wegweiser aus Karton. Für jedes Thema des Autogenen Trainings wird ein passendes Symbol gesucht, gemalt und schließlich auf den Wegweiser aufgeklebt – so kann beispielsweise für die Wärmeübung eine Sonne als Symbol ausgewählt werden. Es kommt vor, dass Kinder kein Symbol finden. Es dauert aber nicht lange, bis sie in der Nachbesprechung eines gefunden oder sonst wo »abgeschaut« haben. Als Bildüberschrift werden die passenden Formeln gewählt. So sind am Ende des Kurses alle Themen und somit auch alle Übungsschritte auf dem Wegweiser zu finden. Dies dient dem Kind zur besseren Übersicht und als Erinnerungshilfe für die Übungen zu Hause.

Tipp

Symbolvorschläge finden Sie bei den jeweiligen Themen in Kapitel 7.

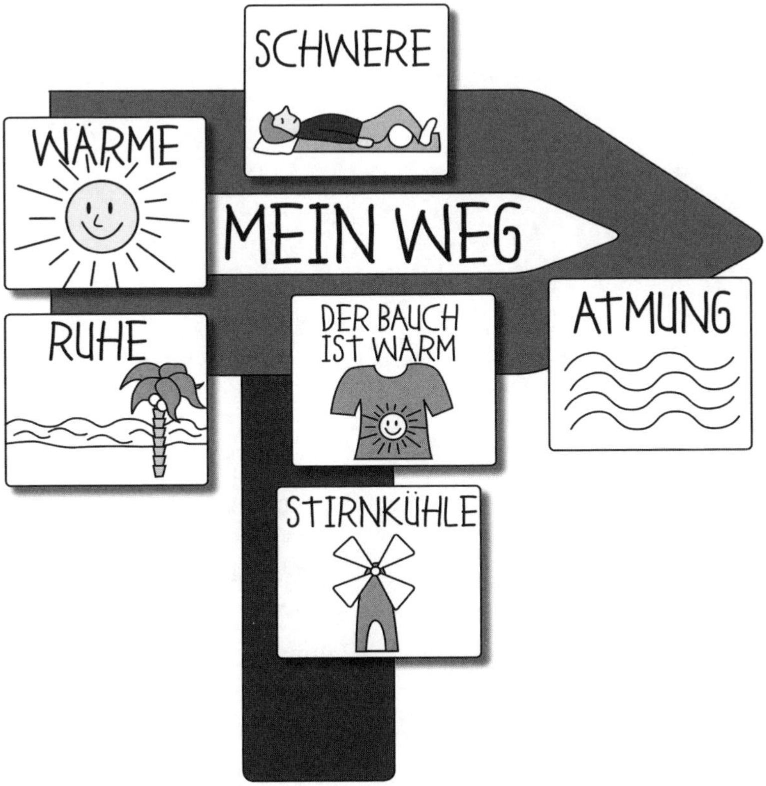

Abbildung 6.2 »Mein Weg zur Entspannung« – Jedes Kind entwickelt eigene Symbole zu den jeweiligen Übungen

6.6 Abschluss der Einheit

Es bietet sich an, auch den Abschluss einer Einheit immer gleich zu gestalten. Abgerundet werden kann die Einheit z. B. mit einem Spiel. Das kann ein sehr kurzes und ganz einfaches Spiel sein, bei dem alle Spaß haben. Besonders bewährt hat es sich, zum Ende ein Verabschiedungsritual einzuführen: Das Motto eines solchen Rituals kann z. B. lauten: »Zeit für Wünsche«. So darf immer ein Kind etwas nennen, das ihm in der kommenden Woche sehr wichtig ist.

Eine andere Idee ist, etwas zu nennen, worauf das Kind stolz ist. Wobei es nicht um das neue Smartphone oder die neue Spielekonsole geht.

Danach wünscht der Trainer der ganzen Gruppe etwas, das Bezug auf das Thema in der nächsten Stunde nimmt, z.B.: »Ich wünsche euch bis zum nächsten Mal, dass ihr einmal spürt, wie euer Körper von der Sonne angenehm gewärmt wird.« So machen Sie neugierig und haben für die folgende Stunde einen passenden Einstieg.

Tabelle 6.1 Ablauf der ersten Trainingseinheit am Beispiel Schwere (ca. 60–75 Minuten)

Abfolge	Ziel	Inhalt	Dauer (Angabe nur zur Orientierung)
(1) Beginn	Ankommen	▶ Wie geht es dir? ▶ Atemübung »Einfach mal Dampf ablassen«	ca. 10 Minuten
(2) Thema	Einführung in das Thema Schwere	▶ »Entspannung – was ist das?«-Türschilder malen lassen ▶ Schwereempfindung, Entspannung der Muskulatur ▶ Spiel: »Wilde Tiere«, »Küchenwaage« oder »Bildhauer«	ca. 10–15 Minuten
(3) Übung	Autogenes Training	▶ Haltung und Rücknahme besprechen ▶ Geschichte	ca. 15–20 Minuten
(4) Rückmeldung	Nachbesprechung	▶ Besprechung des Erlebten, der Empfindungen und Begleiterscheinungen	ca. 10 Minuten
(5) Symbol	Erinnerungshilfe für spätere Übungen zu Hause	▶ individuelles Symbol für die Schwereempfindung besprechen und abhängig von der verfügbaren Zeit malen lassen	ca. 5–10 Minuten
(6) Abschluss	Stunde ausklingen lassen und Ausblick auf die nächste Stunde geben	▶ kurzes Spiel ▶ Wunsch: Wärme der Sonne bewusst zu spüren	ca. 10 Minuten

III Das Training

7 Die Übungen – ein wenig Theorie, viel Praxis und passende Geschichten

7.1 Schwereübung

Es passiert immer wieder, dass Kinder hinter dem Namen »Schwereübung« eine schwere Übung vermuten. Das gibt sich schnell, wenn sie erfahren, was sich dahinter verbirgt. Mehr noch, die Kinder stellen bald fest, dass diese »schwere« Übung eher eine leichte Übung ist.

Gängige Erfahrungen verdeutlichen den Zusammenhang. Nach einer großen Anstrengung auf der Couch gelegen und die müden, schweren Glieder von sich gestreckt zu haben oder gar »todmüde« und »bleischwer« ins Bett gefallen zu sein: kaum jemand, der solche Gefühle nicht kennt.

Um das Gefühl der Schwere geht es in der ersten Übung des Autogenen Trainings. Hinter dieser Empfindung verbirgt sich die Entspannung der Skelettmuskulatur – als erster Schritt auf dem Weg zur vegetativen Gesamtumschaltung. Die Entspannung erreichen wir am besten über die Vorstellung von Schwere. Der Umweg über die Vorstellung ist notwendig, da eine direkte, willentliche Einstellung einer Muskelentspannung nur mühevoll möglich ist. Sich z. B. auf die Schultern klopfen und auffordern, dort locker zu lassen, ist nicht schlecht, aber meist nur von geringem Erfolg gekrönt. Fast verhält es sich wie bei Einschlafstörungen. Die wiederholten, zuletzt verzweifelten Selbstinstruktionen (»Schlaf doch jetzt endlich …«) bewirken eher das Gegenteil.

Gut veranschaulichen lässt sich die Entspannung der Skelettmuskulatur anhand eines schlafenden Kindes, das wir hochheben oder tragen. Es erscheint uns aufgrund seines schwachen Muskeltonus erheblich schwerer als im Wachzustand. Aber auch das Eigengewicht unseres Armes, das mehrere Pfund beträgt, hilft uns, eine Vorstellung von Schwere zu bekommen.

Tipp

Wenn Sie das nächste Mal in der Badewanne liegen oder im Schwimmbad sind, halten Sie einen Arm einige Sekunden lang unter Wasser, um ihn dann herauszuheben und eine kurze Zeit über Wasser zu halten. Das Gewicht des Armes – sonst kaum wahrgenommen – ist jetzt sehr gut spürbar. »Fühlte sich viel schwerer an«, ist eine häufige Antwort von Kindern, denen wir diesen Versuch vorgeschlagen haben.

In der Übung wird die Aufmerksamkeit zunächst auf die Arme gelenkt, da diese dem Menschen vertrauter und näher sind als z. B. die Beine. Genauer gesagt beginnt man üblicherweise mit dem jeweiligen »Schreibarm«, d. h., bei Rechtshändern wird die

Vorstellung gemeinhin auf den rechten, bei Linkshändern auf den linken Arm gerichtet. Bei Kindern indes zeigt die Erfahrung, dass es sinnvoll ist, sie gleich auf beide Arme einzustellen. Die Konzentration darauf, um welchen Arm es sich nun handelt, benötigt zu viel Aufmerksamkeit und lenkt leicht ab. Hierbei kann es zu einer Asymmetrie der Empfingen kommen, weil in der Regel zu einer Seite die stärkere Verbindung besteht. Dem ist jedoch keine größere Bedeutung zuzuschreiben, zudem verschwindet die Asymmetrie mit zunehmender Übung. Die größere Bedeutung sollte hier eher dem Erfolg infolge des empfundenen Schweregefühls beigemessen werden.

Die Schwerevorstellung wird zunächst auf die Arme beschränkt, in späteren Übungen richten wir die Vorstellung auch auf die Beine und letztlich auf den ganzen Körper. Die sich darauf einstellende Schwereempfindung breitet sich dann von allein im gesamten Körper aus (Generalisierung). Dies ist als positives Zeichen zunehmender Entspannung zu werten.

Die Schwereempfindung wird mit Hilfe einer Formel eingestellt. Die Formel gilt als Vehikel, um die Vorstellung in diese Richtung zu lenken:

Beide Arme sind ganz schwer.

! Wichtig ist es, darauf zu achten, die Formel in der *Gegenwartsform* zu halten. Die Aussage »werden schwer« verleitet zur ständigen Überprüfung: »Sind meine Arme schon schwer? Wann werden meine Arme schwer?«

Die Aufmerksamkeit des Übenden wird im Autogenen Training also auf einen bestimmten Satz und die damit verbundenen Vorstellungen bzw. körperlichen Empfindungen gelenkt, alles andere wird ausgeblendet. Dieser Vorgang ist mit einem Scheinwerferlicht vergleichbar. Alles, was sich außerhalb des Lichtkegels befindet, ist nur schwach erkennbar oder ganz verschwunden. Innerhalb des Lichtkegels jedoch ist alles sehr deutlich und klar. Durch die Einengung des Bewusstseins auf die jeweilige Formel gewinnt diese an Bedeutung und Wirkung.

Tipp

Siehe Kapitel 6 Seite 52 *Wie eine Trainingseinheit aussehen kann.*

7.1.1 Einführung der Schwereübung

So packen Sie es an, selbstverständlich erst nachdem die Kinder »angekommen« sind und inhaltlich in das Thema eingeführt wurden.

Spielvorschläge zur leichteren Hinführung an das Thema

Vor der eigentlichen Übung ist es sinnvoll, das neue Thema – hier also die Schwere – spielerisch zu erleben. Hier folgen verschiedene Beispiele, die je nach Alter und Gruppe eingesetzt werden:

»Wilde Tiere«. Jedes Kind denkt sich ein schweres Tier aus. Dann stampfen alle »Tiere« im Raum umher. Jedes Kind stellt sich ferner vor, wie sich dieses »Tier« bewegt, wie es ganz langsam seine schweren Schritte macht, wie es sich anfühlt, so schwer zu sein. Einmal laufen alle »Tiere« schnell, dann wieder ganz langsam. Es ist ganz schön anstrengend, so ein schweres »Tier« zu sein. Das »Tier« ist schließlich müde und möchte seinen schweren Körper hinlegen und ausruhen. Das tut das »Tier« dann auch und erholt sich.

Die Kinder können unmittelbar nach dieser Vorübung in die Entspannungsübung einsteigen, lediglich die Haltung muss noch verändert werden (Vollmar, 1998).

»Küchenwaage«. Die Kinder schließen die Augen und bekommen in jede Hand einen Gegenstand. Nun werden beide Arme ausgestreckt. Die Kinder sollen jetzt herausfinden, welcher Gegenstand schwerer ist. Die Arme bleiben gestreckt und ein anderer Gegenstand kommt in jede Hand, wieder soll die schwerere Seite herausgefunden werden (ähnlich einer alten Küchenwaage). Dieser Vorgang kann beliebig erweitert werden. Durch die ausgestreckten Arme bekommen die Kinder ein Schweregefühl in den Armen, sodass sie sich während der Übung leichter an diese Empfindung erinnern können. Lassen Sie die Kinder diese Empfindung beschreiben und sich so gemeinsam auf die erste Übung einstimmen.

»Bildhauer«. Ein Bildhauer formt eine Statue: Teilen Sie die Gruppe auf in Bildhauer und Statuen. Jeder Bildhauer formt dann eine Statue zu einem bestimmten Thema, z. B. Spieler einer Fußballmannschaft. Jedes Kind merkt sich seine »Statuenposition«, also die Position der Arme, Beine usw. Das Fußballspiel beginnt und auf ein vereinbartes Zeichen verharren alle ganz steif in ihrer Statuenposition. Gehen Sie dann zu den einzelnen Statuen hin und testen Sie die Echtheit (Steifheit). Drücken Sie hierzu z. B. einen Arm nach unten oder versuchen Sie, die Position des Oberkörpers zu verändern. Fordern Sie dadurch eine Muskelanspannung heraus. Diese hilft dem Kind bei der nachfolgenden Übung, leichter in die Entspannung zu finden. Der Unterschied zwischen An- und Entspannung wird deutlicher, außerdem erfolgt auf eine muskuläre Anspannung auch eine tiefere Entspannung. Lassen Sie die Kinder dann die Rollen tauschen, sodass jeder einmal einen Körper formt und jeder einmal ganz steif sein kann (Portmann & Schneider, 2004).

Im Anschluss an das vorbereitende Spiel werden die Erfahrungen und Empfindungen ausgetauscht und besprochen. Ist die Gruppe sehr unruhig oder unkonzentriert, kann vor dem eigentlichen Autogenen Training noch eine kurze Pause eingelegt werden. Nehmen Sie eine »Sauerstoffdusche« (Sonntag, 2014), indem Sie die Fenster öffnen und eine kleine Lockerungsübung durchführen.

Die Kinder nehmen dann die richtige Übungshaltung ein. Der Trainer geht zu den einzelnen Kindern hin, verändert gegebenenfalls gemeinsam die Position. Er spricht mit den Kindern, vielleicht ist ja auch der Gürtel zu eng oder die Brille stört. Bei Kindern, die sich schwer tun, locker zu lassen, empfiehlt sich der »Wackelpuddingtest« (s. S. 43).

Die Geschichte zur Schwereübung (1)

Instruktionen. Die Instruktionen sind als gesprochenes Wort formuliert, die Auslassungszeichen (...) kennzeichnen die Sprechpausen.

»Stell dir vor, du gehst irgendwo spazieren, vielleicht an deinem Wohnort oder in der Nähe deiner Schule, vielleicht bist du auch irgendwo beim Spielen ... Es kann sein, dass du darüber nachdenkst, was heute so alles passiert ist.

Irgendwann kommst du zu einem Wegweiser, er zeigt mit dem Pfeil in eine bestimmte Richtung ... auf einen Weg, den nur du sehen kannst ... Du wirst neugierig und um dir alles genauer anzusehen, biegst du auf diesen Weg, einen schmalen, aber schönen Pfad ein ... In diesem Moment wird es angenehm still ... Alles, was dich eben noch beschäftigt hat, kannst du hinter dir lassen ... Du fühlst dich sicher und geborgen ... Es ist ein sehr schöner Weg ... er hat etwas sehr Geheimnisvolles ... und dennoch spürst du, dass du dich hier wohl und geschützt fühlen kannst ...

Wie sieht es hier aus? Du bleibst erst einmal stehen und schaust dir alles genau an ... Stehst du auf kleinen Kieselsteinen oder feinem Sand? ... Vielleicht ist es auch lockere Erde, alte Holzdielen oder gar weiches Moos? ... Wenn du möchtest, kannst du dich hinknien und mit deinen Händen den Boden berühren ... Dann gehst du die ersten Schritte auf diesem Weg ... Vielleicht verändert er sich auch genau in diesem Augenblick nach deiner Vorstellung ... Er verändert sich solange, bis er schließlich deinen Wünschen entspricht und du dich vollkommen wohlfühlst ... Es ist ein gutes Gefühl, darauf zu gehen ...

Irgendwann findest du ein altes, zusammengerolltes Schriftstück ... Vorsichtig rollst du es auf ... Es ist in einer alten Schriftart etwas geschrieben ... Es liest sich wie ein Märchen, eine Sage: Dieser Weg führt dich zu einem geheimnisvollen Ort, an dem noch nie ein Mensch gewesen ist. Nur du kannst ihn betreten. Dort wirst du etwas sehr Wertvolles finden ... Es ist so kostbar, dass es nicht mit allem Geld und allem Gold der Welt bezahlbar ist. Bevor du dieses große Ziel erreichst, wirst du noch einige Abenteuer bestehen und verschiedene Herausforderungen meistern ... Du fühlst, dass sich das lohnen wird ... und machst dich Schritt für Schritt auf diesen Weg, um die erste Herausforderung anzugehen... Vielleicht spürst du dabei die Sonne auf deiner Haut ... oder ein sanfter Windhauch weht durch deine Haare ...

Nach einer kurzen Weile kommst du zu einer Abzweigung ... du biegst in diese Abzweigung ein – was für eine Aufgabe dich wohl erwartet? ... Während du den Weg weiter entlang gehst, schaust du dich um ... Was siehst du? ... Sind da Bäume oder ein Fluss ... ein altes Haus oder aber Tiere? ... Kannst du auch etwas hören? Vielleicht das Plätschern eines Baches ... oder in der Ferne zwitschernde Vögel?

Schließlich wird dein Weg steiniger und führt dich vor eine raue Felswand ... Dort oben liegt etwas verborgen, das du finden sollst ... Du beginnst, langsam an der Felswand hochzuklettern ... Auch wenn du noch nie geklettert bist, weißt du, dass du ganz sicher sein kannst ... als seien da unsichtbare Gurte, die dich halten ... Trotzdem ist es sehr anstrengend ... du musst dich mit beiden Händen gut festhalten ... mit deinen Armen nach oben ziehen ... die Beine brauchst du, um dich abzustoßen ... du spürst die Anspannung der Muskeln in deinen Armen und Beinen ... Irgendwann kommst du auf einen Felsvorsprung ... hier kannst du stehenbleiben und dich umschauen ...Große und kleine Felsbrocken versperren den Eingang in eine kleine Höhle ... manche Steine kannst du zur Seite tragen ... andere drückst du langsam Stück für Stück weg ... du spürst, wie viel Kraft dich das kostet ... doch schließlich ist die Öffnung frei ... Neugierig schaust du dich um ... Da siehst du auf einem funkelnden Stein einen goldenen Schlüssel ... genau diesen solltest du finden ... steck ihn gleich ein ...

Vom Klettern und Steine schleppen bist du nun ziemlich geschafft ... Schau dich um, damit du einen weichen und bequemen Platz findest, um dich auszuruhen ... Vielleicht ist da ein Haufen von ausgetrocknetem Laub, das in die Felsöffnung geweht wurde, weiches Moos oder etwas anderes, was dich zum Ausruhen einlädt? Mach es dir ganz bequem ... sitzend oder liegend ... du spürst deinen Körper auf der Unterlage ... alles ist egal und gleichgültig ... Du spürst deine Arme, wie sie von der Anstrengung ganz schwer geworden sind ...

Beide Arme sind ganz schwer ... [*5 bis 6 Wiederholungen*]

Ganz ruhig und entspannt, ganz ruhig ...

An was erinnert dich dieses Gefühl von Schwere? Kennst du etwas, das schwer ist? Such dir irgendetwas aus, das dich an diese Schwere erinnert ... eine Art Symbol ... [*Zeit lassen*]

Dein Körper fühlt sich angenehm schwer an ... Deine Atmung ist ruhig und gleichmäßig ... sie strömt ein und aus ... Du bist ganz ruhig und entspannt, ganz ruhig ... Erhole dich noch ein wenig ...

Nachdem du dich ausgeruht hast, erhebst du dich in deiner Vorstellung langsam von dem gemütlichen Platz auf dem Felsvorsprung und schaust dich noch ein wenig um ... Du findest ein langes Seil ... befestige es an einem großen Felsblock, sodass du dich mit dem goldenen Schlüssel in der Tasche ganz leicht an der Felswand runterhangeln kannst ... Stück für Stück ... bis du schließlich wieder festen Boden unter deinen Füßen hast ...

Zufrieden und langsam gehst du den Weg zurück ... vorbei an allem, was du vorhin gesehen hast ... Schritt für Schritt ... bis zur Abbiegung ... bis zum Wegweiser ...

Nimm diese Ruhe mit, wenn du nun langsam in deinen Alltag zurückgehst ...

[*Rücknahme:*] Arme fest! Tief ein- und ausatmen! Augen auf!«

Das Symbol

Nach Einführung jedes einzelnen Themas – hier also der Schwere – wird ein passendes Symbol gesucht, besprochen und gemalt. Dies dient der Verdeutlichung, zur Einprägung und zur besseren Übersicht. Das Malen gibt dem Kind Zeit, die Empfindungen zu realisieren und die Übung ausklingen zu lassen.

Ein Symbol für Schwere sind z. B. kleine Sandsäckchen. Es gilt allerdings darauf zu achten, dass es sich um eine angenehme Schwere handelt. Ein anderes Beispiel ist das eigene Körpergewicht, das man nach einer Anstrengung als schwer empfindet. Hierzu könnte ein Kind gemalt werden, das auf einer Matte liegt und sich ausruht.

Als Überschrift für das Bild schlagen wir den Begriff »Schwere« vor. Aber auch die vollständige Formel »Beide Arme sind ganz schwer« kann verwendet werden.

Hilfreiche Ideen

Einige Kinder tun sich anfangs schwer damit, ruhig zu liegen, manche können sich kaum auf die Schwereempfindung einstellen. Hier kann es sinnvoll sein eine kleine Sequenz aus der Progressiven Muskelentspannung mit einfließen zu lassen.

Tipp

Ausführungen zur Progressiven Muskelentspannung finden Sie in Kapitel 12.

Anfangsschwierigkeiten sollten in den ersten beiden Stunden nicht zu hoch bewertet werden. Es ist eine neue Situation, in die sich die Kinder einfinden lernen. Mit Eile und Leistungsdruck ist gar nichts zu erreichen. Es ist wichtig, den Kindern und auch sich selbst als Trainer Zeit zu lassen. Keinesfalls sollte das Gefühl von »Ich kann das nicht« entstehen. Positive Rückmeldungen sind deshalb zu betonen und »Unplanmäßiges« als etwas zu nehmen, das dazugehört. Die Kinder werden diese Einstellung spüren und sich viel offener den Geschehnissen überlassen können.

Die Schwereübung als erste Grundübung benötigt etwas mehr Zeit. Die Kinder müssen mit dem Autogenen Training erst vertraut werden und sich auf die Übungen einstellen. Deshalb folgt ein Beispiel einer weiteren Geschichte für die nächste Trainingseinheit, die noch einmal das Thema Schwere behandelt.

Die Geschichte zur Schwereübung (2)

Instruktionen. »Stell dir vor, du gehst wieder irgendwo spazieren, vielleicht an deinem Wohnort ... Du denkst darüber nach, was heute alles geschehen ist ...

Irgendwann kommst du auch dieses Mal zu dem Wegweiser ... du kannst dich erinnern, dass dieser Weg sehr schön ist, und du betrittst ihn ... in diesem Moment wird es angenehm still ... Alles, was dich eben noch beschäftigt hat, hast du hinter dir gelassen ... Du fühlst dich sicher und geborgen.

Wie sieht dein Weg heute aus? Du bleibst erst einmal stehen und schaust dir diesen Weg genau an ... ist er aus kleinen Kieselsteinen oder aus feinem Sand? ... Dann gehst du einige Schritte darauf ... Vielleicht verändert er sich noch einmal nach deinen Vorstellungen ... Es ist ein gutes Gefühl, darauf entlang zu gehen ...

Wie du weißt, wird dich dieser Weg zu einem geheimnisvollen Ort führen. Dort findest du etwas sehr Wertvolles. Bevor du dieses große Ziel erreichst, gibt es noch einige Herausforderungen zu bewältigen ... Schritt für Schritt machst du dich auf den Weg dorthin ...

Nach einer kurzen Weile kommst du an der Abzweigung vorbei, an der du den goldenen Schlüssel gefunden hast – das war ein schönes Erlebnis für dich ... Du gehst weiter, bis du zu nächsten Abzweigung kommst, in die du einbiegst ... Was dich wohl heute erwarten wird? Während du den Weg entlang gehst, schaust du dich um ... sind da Wiesen oder Bäume … gibt es vielleicht Tiere? … Schritt für Schritt … Kannst du auch etwas spüren? … Die Sonne, die dich wärmt … oder der sanfte Wind, der durch deine Haare weht? …

Nach einer Weile kommst du zu einer großen Wiese, auf der ein Zeppelin steht … oder – wenn du das lieber möchtest – kannst du dir auch einen Heißluftballon in den buntesten Farben vorstellen … du hast die Wahl … Je genauer du dir dieses Luftfahrzeug ansiehst, desto klarer ist dir, dass es vollkommen sicher ist … Du bekommst Lust auf einen kleinen Rundflug … neugierig steigst du ein und schaust dich ein wenig um … Während du es dir bequem machst, kommt dir der Gedanke, wie schön es wäre, wenn du jetzt langsam vom Boden abheben könntest … Kaum ist dieser Gedanke zu Ende, hebt dein Luftfahrzeug ganz sanft vom Boden ab … Du steuerst dieses Luftfahrzeug in deinen Gedanken … das ist ein gutes Gefühl … Das Fahrzeug schwebt ganz langsam in der Luft … wie von unsichtbaren Schienen gelenkt … vielleicht möchtest du noch etwas höher … oder du bleibst auf deiner jetzigen Höhe und genießt den angenehmen Flug über die Felder, Städte und Seen … Um alles noch genauer zu sehen, nimmst du ein Fernglas … da entdeckst du plötzlich mitten auf dem freien Feld einen alten Koffer und weit und breit keine Spur von einem Besitzer … ob ihn wohl ein Reisender vergessen hat? … Als du genauer mit dem Fernglas hinsiehst, erkennst du, dass auf dem Koffer ganz groß dein Name geschrieben steht … natürlich ist dir gleich klar, dass du diesen Koffer finden solltest … Du wirfst ein langes Seil mit einem Haken hinunter … dann balancierst du es vorsichtig aus, bis du den Koffer schließlich eingehängt hast … Langsam ziehst du den Koffer hoch. Meter für Meter … es ist ziemlich anstrengend … hau ruck … hau ruck … du spürst jeden Muskel in deinen Armen … hau ruck … puuh, ist das schwer … mit letzter Kraft schaffst du es, den Koffer zu dir herein zu wuchten … Als du den Koffer öffnest, findest du darin etwas, was dir sehr gefällt … sicher freust du dich … Außerdem findest du noch das Symbol, welches du dir beim letzten Mal für die Schwere ausgesucht hast … es erinnert dich an dieses angenehme Gefühl …

Zufrieden trittst du den Heimflug an und machst es dir dabei ganz bequem, um dich von der Anstrengung zu erholen … Du spürst deinen Körper auf der Unterlage … Alles ist egal und gleichgültig … du spürst deine Arme, die vom Hochziehen des Koffers ganz schwer geworden sind …

Beide Arme sind ganz schwer … [*4 bis 5 Wiederholungen*]
Ganz ruhig und entspannt, ganz ruhig …
Die Schwere fließt nun auch hinab in deine Beine …
Beide Beine sind ganz schwer … [*3 bis 4 Wiederholungen*]
Ganz ruhig und entspannt, ganz ruhig …

Dein Körper fühlt sich angenehm schwer an … Deine Atmung ist ruhig und gleichmäßig … sie strömt ein und aus … Du bist ganz ruhig und entspannt, ganz ruhig … Erhole dich noch ein wenig …

Nachdem du dich ausgeruht hast, bemerkst du, dass dein Luftfahrzeug zwischenzeitlich wieder sicher auf der großen Wiese gelandet ist … Du steigst aus und nimmst dein Symbol für die Schwere mit ... vielleicht kannst du es in deinen Händen tragen ... vielleicht nimmst du auch nur eine Vorstellung von deinem Symbol mit ...

Zufrieden und langsam gehst du den Weg zurück ... vorbei an allem, was du vorhin gesehen hast ... Schritt für Schritt ... bis zur Abbiegung ... bis zum Wegweiser.

Nimm deine Ruhe mit, wenn du nun langsam in deinen Alltag zurückkehrst ...

[*Rücknahme:*] Arme fest! Tief ein- und ausatmen! Augen auf!«

Wissenswertes

Eine Volumenzunahme des Armes durch die Schwereübung lässt sich auch objektiv nachweisen. In der Literatur (Hoffmann, 1997) werden von Gewichtszunahmen des Armes bis zu 100 g berichtet, die vom Gewichtssinn auch registriert werden.

Die Übenden erleben die Schwere sehr verschieden. Es gibt Beschreibungen, die klar auf einen Effekt hindeuten, z. B. dass der Arm nach unten ziehe, man den Arm nicht mehr heben oder überhaupt bewegen könne.

Tipp

Weitere Informationen finden Sie in Kapitel 8.

Kinder haben oft sehr viel direktere Beschreibungen: »Mein Arm war brutal schwer.« Es gilt allerdings darauf zu achten, dass die Empfindungen angenehm bleiben. Gegebenenfalls hilft der Formelzusatz »angenehm schwer«. Häufig wird berichtet, dass das Schweregefühl wellenartig zu- und abnimmt. Dabei lässt sich unter Umständen eine Verbindung zur Atmung feststellen. Diese Erscheinung kann gut genutzt werden, um das Schweregefühl zu verstärken. Das Kind kann seine Vorstellung darauf lenken, dass der Arm bei jedem Ausatmen etwas schwerer wird.

7.2 Wärmeübung

Wer kennt es nicht? Man kommt an einem wirklich kalten Wintertag nach einem ausgiebigen Spaziergang bzw. einer Rodelpartie in ein warmes Zimmer und es beginnt in einzelnen Körperteilen – bevorzugt in den Fingern und Zehen – zu kribbeln. Nach und nach wird es einem wieder warm. Ist der Temperaturunterschied groß, kann man das angenehme Gefühl der sich ausbreitenden Wärme deutlich spüren. Solch eine angenehme Wärmeempfindung wird mit der folgenden zweiten Übung eingestellt.

Es ist kein Zufall, dass die Wärmeübung auf die Schwereübung folgt. Die in der Schwereübung erreichte Entspannung der Muskulatur weitet sich nun auf die ringförmigen Muskeln (Hoffmann, 1997) der Blutgefäße aus. Die Adern weiten sich, es kann mehr Blut hindurchfließen, was wir als Wärmegefühl wahrnehmen.

Es handelt sich jedoch bei dieser Empfindung um mehr als nur eine reine Veränderung der Gefäße und damit der Hauttemperatur. Es gibt viele Redewendungen (Brenner, 2002), die verdeutlichen, welch enge Beziehung zwischen unseren Emotionen und Wärme- bzw. Kälteempfindungen bestehen: So empfinden wir einen Menschen als warmherzig oder können eben ganz und gar nicht mit ihm warm werden. Wir kennen vielleicht auch einen eiskalten Typen, bei dem uns ein kalter Schauer über den Rücken läuft, oder wir bekommen vor Schreck kalte Hände.

Auch die Wärmeeinstellung erfolgt zunächst in den Armen:

Beide Arme sind angenehm warm.

Zu beachten gilt hier besonders, dass die Vorstellung auf eine angenehme Wärme gerichtet wird. Gerade Kinder assoziieren Wärme gerne mit Hitze oder einem Feuer. Deshalb ist es sinnvoll, die Beschreibung »angenehm« in die Formel mit aufzunehmen. Auch kann von einer strömenden oder wohligen Wärme gesprochen werden. Während des Autogenen Trainings werden nun zuerst die Schwere und dann die Wärme eingestellt. Dazwischen liegt eine Ruheformulierung.

Insgesamt tun sich die Kinder mit der zweiten Übung eher leicht.

7.2.1 Einführung der Wärmeübung

Spielvorschläge zur leichteren Hinführung an das Thema

»Wärmefühler«. Geeignet ist ein Spiel zur Temperatursensibilisierung: Legen Sie verschieden temperierte Gegenstände, wie z. B. einen Stein, eine Wärmflasche, ein Stück Fell, Holz usw., in beliebiger Reihenfolge nebeneinander unter eine Decke. Jedes Kind tastet nun die Gegenstände ab und nimmt dann jeweils den wärmsten Gegenstand heraus. Weil die Kinder nichts sehen können, verlagert sich ihre Aufmerksamkeit auf den Tastsinn, wodurch sie stark für die verschiedenen Temperaturen sensibilisiert werden. Alle Teile werden dann außerhalb der Decke in der Reihenfolge, in der sie herausgenommen wurden, nebeneinander gelegt. Die so entstandene, von kalt nach warm sortierte Kette von Gegenständen kann dann noch einmal in der richtigen Reihenfolge ertastet werden. Die überwiegende Zahl der Kinder berichtet danach, dass ihnen die wärmeren Gegenstände am angenehmsten waren.

»Disco«. Für dieses Spiel brauchen Sie einen CD-Spieler. Bei einem ausgelassenen Tanz zur Lieblingsmusik der Teilnehmer wärmt sich der Körper wie von selbst auf (Vollmar, 1998). Die Kinder dürfen – ja sollen sogar – die dynamische Bewegung zur Musik richtig auskosten. Bald schon ist es allen außerordentlich warm geworden. Danach sollen die Kinder wieder etwas zur Ruhe kommen. Fordern Sie sie deshalb auf, sich hinzulegen und den Körperempfindungen nachzuspüren. Lassen Sie die Kinder das Wärmegefühl währenddessen beschreiben, sodass sie diese Empfindung ganz bewusst erleben. Natürlich sind auch andere Bewegungsspiele geeignet.

»Erinnerungen«. Fragen Sie danach, welche Bilder / Erinnerungen die Kinder mit Wärme verbinden. Oft kommen Beispiele wie ein warmer Sandstrand, Inline-Skaten an einem sonnigen Tag oder einfach ein Lagerfeuer (Achtung: heiß!). Aber auch Vergleiche wie der unseres Blutkreislaufes mit der »Warmwasser-Zentralheizung« (Franke, 1990) haben ihre Reize, weil diese für Kinder recht greifbar sind. Lassen Sie die Kinder diese Bilder beschreiben oder malen, um so Stück für Stück dem Thema Wärme näherzukommen.

Die Geschichte zur Wärmeübung

Instruktionen. »Stell dir vor, es ist noch sehr früh am Tag – es ist noch etwas dämmrig ... Du gehst irgendwo spazieren ...

Bald siehst du den Wegweiser, der dich zu deinem Weg führt ... du betrittst ihn ... Jetzt ist es angenehm ruhig ... Du kannst alles hinter dir lassen ... Du fühlst dich vollkommen sicher und geborgen ...

Wie sieht dein Weg heute aus? Ist er aus lockerer Erde oder vielleicht aus weichem Gras? ... Während du darauf entlang gehst, schaust du ihn genau an ... verändert er sich noch einmal? ... Es ist ein gutes Gefühl, darauf zu gehen ... Nach einer kurzen Weile kommst du an den Abzweigungen vorbei, an denen du dein Schweresymbol gefunden hast ... Langsam gehst du weiter ...

Bald darauf folgt die nächste Abzweigung, in die du nun einbiegst ... Nach wenigen Schritten findest du auf dem Boden ein altes morsches Holzbrett, in das etwas eingeritzt wurde: Es ist eine Zeichnung von einem Berg ... Genau über dem Gipfel des Berges ist eine Sonne eingeritzt ... Was das wohl bedeuten mag? ... Als du dich umschaust, siehst du, wie genau in diesem Moment die ersten Sonnenstrahlen den Beginn eines wunderschönen Sonnenaufgangs ankündigen ... und du erkennst auch, dass der Weg dich heute zu einem Berg führen wird ... Während du weitergehst, genießt du diesen traumhaften Anblick der aufgehenden Sonne ... Dann spürst du, dass der Weg sich verändert ... es ist jetzt noch angenehmer, darauf zu gehen ... besteht er nun aus feinem Sand oder gar aus weichem Moos? Du kniest dich hin, um ihn mit deinen Händen zu berühren ... Die ersten Sonnenstrahlen haben den Boden schon angenehm gewärmt ... Wenn du möchtest, kannst du die Schuhe ausziehen und barfuß diesen Weg weitergehen ... es ist ein gutes Gefühl ... du spürst den angenehm warmen und weichen Untergrund unter deinen Füßen ... Schritt für Schritt ... Die Landschaft wird immer mehr von den Sonnenstrahlen durchflutet ... es wird immer heller ... Vieles kannst du nun besser erkennen ... vielleicht wird so manches klarer, Schritt für Schritt ... Du fühlst dich ganz sicher und geborgen ... Dann bemerkst du, dass der Weg immer mehr ansteigt ... Ganz gemächlich gehst du den Berg hinauf ... Währenddessen genießt du es, wie die Sonne deine Haut angenehm wärmt ... Schau dich einmal um, wie sieht deine Umgebung aus? ... Gibt es Bäume oder Wiesen? ... Das letzte Stück steigt nun ziemlich steil an ... puuh – es ist richtig anstrengend ... du spürst jeden Muskeln in deinen Beinen ... noch ein paar Meter ...

Geschafft! Genau in dem Moment, als die Sonne am höchsten Punkt über dem Berg steht, bist du auf dem Gipfel angekommen ... da, wo du hinwolltest ... Die Sonnenstrahlen scheinen jetzt genau in einen kleinen Felsspalt ... Dort siehst du ein Schriftstück ... könnte schon ziemlich alt sein ... die Schriftzeichen sehen sonderbar aus ... Doch genau dieses Schriftstück solltest du heute finden ... Steck es gleich ein ...

Jetzt hast du noch Zeit, den wunderschönen Ausblick zu genießen ... eine schier unendliche Landschaft erstreckt sich unter dir ... Was kannst du sehen? ... Einen See oder Bäume, Städte oder Felder? Du genießt diese herrliche Aussicht ...

Vom Aufstieg auf den Gipfel bist du müde ... Schau dich um und suche dir einen schönen Platz, um dich etwas auszuruhen ... mach es dir ganz bequem ... sitzend oder liegend ... Du spürst deinen Körper auf der Unterlage ... Alles ist egal und gleichgültig ... Du spürst deine Arme, wie sie von der Anstrengung ganz schwer geworden sind ...

Beide Arme sind ganz schwer ... [*4 bis 5 Wiederholungen*]

Ganz ruhig und entspannt, ganz ruhig ...

Die Schwere fließt nun auch hinab in deine Beine ...

Beide Beine sind ganz schwer ... [*3 bis 4 Wiederholungen*]

Ganz ruhig und entspannt, ganz ruhig ...

Die Schwere breitet sich weiter aus ...

Der ganze Körper ist schwer ... [*2 bis 3 Wiederholungen*]

Ganz ruhig und entspannt, ganz ruhig ...

Du spürst, wie die Sonne deine Arme wärmt ...

Beide Arme sind angenehm warm ... [*4 bis 5 Wiederholungen*]

Ganz ruhig und entspannt, ganz ruhig ...

An was erinnert dich dieses wohlig warme Gefühl? Könnte dein Symbol für die Wärme vielleicht die Sonne sein, der warme Sand oder aber der Platz, an dem du dich gerade befindest? Lass dir Zeit, etwas Passendes zu finden ...

Deine Atmung ist ruhig und gleichmäßig ... die Luft strömt ein und aus ... Du bist ganz ruhig und entspannt, ganz ruhig ... Erhole dich noch ein wenig und genieße dieses angenehme Gefühl von Ruhe und Entspannung ...

Nachdem du dich ausgeruht hast, erhebst du dich in deiner Vorstellung ganz langsam ... Zufrieden gehst du den Weg zurück ... den Berg hinunter ... vorbei an allem, was du vorhin gesehen hast ... Schritt für Schritt ... Bevor du zur Abzweigung kommst, kannst du deine Schuhe wieder anziehen ... Du gehst weiter ... bis zum Wegweiser ...

Nimm deine Ruhe mit, wenn du nun langsam in deinen Alltag zurückgehst ...

[*Rücknahme:*] Arme fest! Tief ein- und ausatmen! Augen auf!«

Das Symbol

Die Sonne wird in der Übung bereits deutlich hervorgehoben und mit einer angenehmen Wärmeausstrahlung assoziiert. Es bietet sich daher an, die Sonne auch als Symbol für die Wärmeübung zu nehmen. Achten Sie auf jeden Fall darauf, dass keine »heißen« Symbole wie Feuer, Herdplatte o.Ä. ausgewählt werden. Die Kinder malen ihr ausgewähltes Symbol und geben diesem die Überschrift »Wärme«. Auch die Formel kann wieder als Überschrift des Bildes verwendet werden.

Hilfreiche Ideen

Unmittelbar vor der Übung, also bereits in der entsprechenden Körperhaltung, kann ein warmer Gegenstand aus dem Eingangsspiel, z.B. die Wärmflasche, kurz auf die Hände der Kinder gelegt werden. Auf diese Weise wird das Wärmegefühl direkt vor der Übung noch einmal realisiert.

Eine wohlig warme Raumtemperatur bzw. eine Wolldecke zum Zudecken tut gute Dienste, um anfängliche Schwierigkeiten zu überbrücken. Ins Schwitzen sollte dabei allerdings niemand geraten!

Auch die Bitte, beim nächsten sonnigen Tag die Wärme einmal ganz bewusst zu genießen und auf der Haut zu spüren, hilft, die Empfindung zu erinnern.

Erscheint es sinnvoll, eine weitere Trainingsstunde für das Thema »Wärme« zu verwenden, findet sich hierzu eine Geschichte in den Arbeitsmaterialien.

Aufgepasst!
Da über das Autogene Training Einfluss auf unseren Blutkreislauf genommen wird, kann es insbesondere am Anfang – bis der Körper sich auf ein gutes Niveau eingependelt hat – zu überschießenden Reaktionen kommen. Bei der Wärmeübung können Hitzewallungen bzw. Blutandrang im Kopf eintreten. Man kennt solche Reaktionen vom Sport, aber auch wenn jemand errötet bzw. wütend ist und zu einem »Hitzkopf« wird. Dies ist bei einem gesunden Kind nicht bedenklich, dennoch äußerst unbehaglich und nicht Ziel der Übung.

Tipp

Weitere Informationen zu Begleiterscheinungen finden Sie in Kapitel 8.

Berichtet ein Kind von überschießenden Reaktionen, bitten Sie es, bei den nächsten Übungen des Autogenen Trainings die Wärmeübung kürzer zu fassen. Weisen Sie noch einmal deutlich darauf hin, dass bei unangenehmen Empfindungen die Übung durch kräftiges Zurücknehmen unterbrochen werden soll.

Tritt diese Problematik trotz der kürzeren Wärmeeinstellung wiederholt auf, ist es sinnvoll, die Kopfübung vorzuziehen und an die Wärmeübung anzuknüpfen. Hierzu werden die beiden Formeln miteinander verbunden: »Körper ist angenehm warm, die Stirn bleibt kühl.«

Wissenswertes
Alles, was wir bisher über die Effekte der Schwere- und Wärmeübung gesagt haben, ist gut belegt. Tatsächlich steigt bei der Wärmeübung die Hauttemperatur um durchschnittlich 2–3 °C, die Maximalwerte liegen bei fünf und mehr Graden Temperaturanstieg (Langen, 1994). Dabei besteht ein direkter Zusammenhang zu den Ausgangswerten des Übenden. Bei niedrigeren Ausgangstemperaturen sind entsprechend höhere Werte zu erwarten.

Mit zunehmender Erfahrung im Autogenen Training bleibt die Wärmeempfindung über die eigentliche Übung hinaus bestehen. Diese Regulierung auf ein gesundes Niveau ist erwünscht und kann besonders für Teilnehmer, die ständig über kalte Hände oder Füße berichten, eine äußerst angenehme Begleiterscheinung sein.

Bestimmt misst niemand nach der Übung zu Hause oder im Kurs die Hauttemperatur. Die stärkere Durchblutung und Temperaturänderung lassen sich aber an einer ganzen Reihe von Veränderungen feststellen. Häufig wird von einem Kribbeln, Ameisenlaufen oder Vibrieren berichtet. Auch ein Gefühl des Anschwellens, von dicker werdenden Fingern sind klare Indikatoren für die Gefäßentspannung. Die Finger schwellen in der Regel tatsächlich an. Bei Erwachsenen lässt sich dies sehr gut

Tabelle 7.1 Willkürliche Veränderung der Körpertemperatur durch Autosuggestion (Hoffmann, 1997)

Stellung und Handlung der Versuchsperson	Körpertemperatur in °C rechter Arm	Körpertemperatur in °C linker Arm
(1) Ausgangsstellung ruhig sitzen	31,7	31,9
(2) Autosuggestion der Wärme im rechten, der Kälte im linken Arm	34,1	30,5
(3) Autosuggestion der Kälte im rechten, der Wärme im linken Arm	30,7	34,0
(4) Ausgangsstellung ruhig sitzen, an nichts denken	31,8	31,9

mit dem sogenannten »Ringtest« verdeutlichen. Dabei soll nach der Übung der Ring vom Finger genommen werden, was meist schwerer oder gar nicht geht. Da vor allem jüngere Kinder seltener Ringe tragen, können sie nach der Übung einfach eine Faust machen und die dicker gewordenen Finger wahrnehmen.

7.3 Atemübung

Das Atmen üben – etwas üben, ja vielleicht sogar verändern, das eigentlich immer wie von selbst funktioniert? Viel treffender als Atemübung beschreibt der Begriff »Atemerlebnis« (Hoffmann, 1997) den folgenden Teil des Autogenen Trainings. Hier ist der Unterschied zu den beiden vorherigen Übungen: Es geht nicht um eine Änderung der Atmung, sondern darum, sich passiv dem eigenen Atemrhythmus zu überlassen – ihn zu erleben.

Im Alltag nehmen wir unsere Atmung kaum wahr, es sei denn äußere Bedingungen, wie z. B. große Anstrengung beim Sport, lassen unsere Atmung schneller werden. Häufig verändert sich die Atmung auch deshalb, weil sich unsere »inneren Bedingungen« verändern: Wir ringen nach Luft, es bleibt einem die Luft weg, man braucht eine Verschnaufpause oder wir müssen erst einmal nach Luft schnappen. Die Atmung reagiert also höchst sensibel auf Gefühle wie Angst, Wut, Ärger, aber auch Freude.

> »Wir leben in einer schnelllebigen Zeit mit atemberaubenden Entwicklungen, in der uns manchmal die Luft wegbleibt oder wir nach Atem ringen und wir uns deshalb eine Verschnaufpause wünschen, um einmal durchatmen zu können.« (Verfasser unbekannt)

Während wir unter Aufregung schneller atmen, ist unsere Atmung in einem entspannten Zustand (z. B. im Schlaf) ruhig und gleichmäßig. Diesen Rhythmus möchten wir auch im Autogenen Training erreichen, doch gilt auch bei dieser Übung, dass der bloße Wille diesbezüglich allein wenig ausrichten kann.

Eine »ruhige und gleichmäßige« Atmung steht als Ziel. In erster Linie richtet sich jedoch die Aufmerksamkeit auf das selbstständige, sich wiederholende Ein- und Ausströmen der Atemluft. Das passive »Sich-Einlassen« auf diesen physiologischen Vorgang führt durch die Abkehr von der Außenwelt zu einer Vertiefung des Ruhezustandes. Die Atemfrequenz wird sich – nach anfänglicher Steigerung durch die erhöhte Aufmerksamkeit – auf einen Ruherhythmus einstellen. Hierbei ist es wichtig zu akzeptieren, dass jeder seinen ganz persönlichen Atemrhythmus hat. Diese Haltung des »Geschehen-Lassens« wird von Haring (1993) als »es atmen lassen« ausgedrückt und ist daher auch in der Formel so enthalten:

Die Atmung ist ruhig und gleichmäßig – es atmet mich.

Eine Empfehlung vorweg: Einen sehr wohltuenden Moment können wir nach dem Ausatmen genießen. Vor der nächsten Einatmung kommt es hier zu einer kleinen Atempause. Dieser sehr ruhige Augenblick ist von einem Gefühl des Loslassens gezeichnet – eine angenehme Empfindung, die nicht nur bei der Atemübung eine große Rolle spielt.

7.3.1 Einführung der Atemübung

Spielvorschläge zur leichteren Hinführung an das Thema

Zur sensiblen Hinführung an die eigene Atmung ist es durchaus angebracht, Vorübungen durchzuführen. Wir haben deshalb verschiedene Vorschläge, welche die Wahrnehmung steigern, die Kinder mit dem Thema Atmung vertraut machen bzw. Möglichkeiten aufzeigen, mit Hilfe der Atmung Emotionen sinnvoll zu lenken.

»Einfach mal Dampf ablassen«. Diese Übung kann generell (wie auf der Seite 53 beschrieben) als Einstieg in eine Trainingseinheit verwendet werden. Bei der Einführung zum Thema Atmung ist sie natürlich besonders sinnvoll.

»Platz schaffen!« Bei dieser Übung kann man sich Platz schaffen. Die Last, die einem manchmal fast erdrückt, wird weggeschoben und dadurch Abstand gewonnen. Die Kinder stellen sich hierzu vor, ihr Ärger, den sie z. B. an diesem Tag mit Mitschülern oder Freunden hatten, ist wie ein Klotz, der ihnen am Bein hängt. Die Kinder ziehen dann beim Einatmen die Schultern hoch und nehmen die Hände mit dem Handrücken vor die Schultern. Beim Ausatmen »drückt man die Last weg«, d. h., mit dem Ausatmen fallen die Schultern nach unten, die Arme werden nach vorne gestreckt, zur Seite oder nach oben, als würde man etwas von sich fort schieben. Die Betonung liegt dabei auf der Ausatmung, die wiederum laut und durch den Mund geschieht. Diese Übung wird drei- bis viermal wiederholt, bis genügend Platz und damit auch *Abstand* gewonnen wurde.

»ASR«. Diese Zauberformel für zwischendurch kann optimal im Schulalltag eingesetzt werden. Hintergrund ist die Tatsache, dass wir in angespannten oder stressigen Situationen unwillkürlich unsere Muskulatur anspannen. Wir ziehen die Schultern hoch, verkrampfen uns und atmen nur sehr flach, schnell oder halten sogar die Luft an – alles nicht besonders nützlich, um ruhig und gelassen zu reagieren. Deshalb: ASR = **A**usatmen und **S**chultern **r**unter! (Sonntag, 1998) Legen Sie auch bei dieser Vorübung die Betonung auf die Ausatmung und lassen Sie die Schultern fallen.

»Watte pusten«. Wer kennt es nicht: Es funktioniert wie Tischfußball, lediglich wird anstelle des Fußballs ein Wattebausch benutzt, der nicht ins gegnerische Tor geschossen, sondern gepustet wird. Die Gruppe wird in zwei Mannschaften geteilt und setzt sich an einem breiten Tisch einander gegenüber hin. Ein kleines Stück Watte wird in die Mitte geworfen und jede Mannschaft versucht nun, den Watteball auf der gegnerischen Seite über den Tisch hinaus zu pusten. Es dauert nicht lange, bis alle so richtig außer Puste sind und das Spiel beendet ist. Die Kinder spüren jetzt den Atemvorgang sehr intensiv (Seyffert, 1995).

»Fallschirm«. Als Hilfsmittel wird hierzu ein sogenannter Fallschirm (Abb. 7.1) benutzt. Es handelt sich hierbei um ein rundes, farbenprächtiges Tuch mit ca. 3 Metern Durchmesser (auch ein bunt gefärbtes Leintuch lässt sich verwenden). Die Kinder stellen sich rund um den Fallschirm auf und fassen ihn am Rand. Als Erstes soll nun eine »Wellenbewegung« entstehen. Gerade die Jungen fangen mit dem Vergleich zur »La Ola-Welle« in den Fußballstadien sofort etwas an. Hierzu beginnen die Kinder auf der einen Seite, ihre Arme in die Höhe zu heben und wieder zu senken. Es folgen die Kinder in der Mitte und schließlich steigen diejenigen an der anderen Hälfte des Tuches mit ein, solange, bis eine harmonische Welle entsteht. Sie zeigt das gleichmäßige Auf und Ab der Wellen auf dem Meer, das dem ruhigen, immer wiederkehrenden Ein und Aus der Atmung gleicht. Nun soll jedes Kind – unabhängig von den anderen – seine Arme mit dem Einatmen in die Höhe strecken und beim Ausatmen

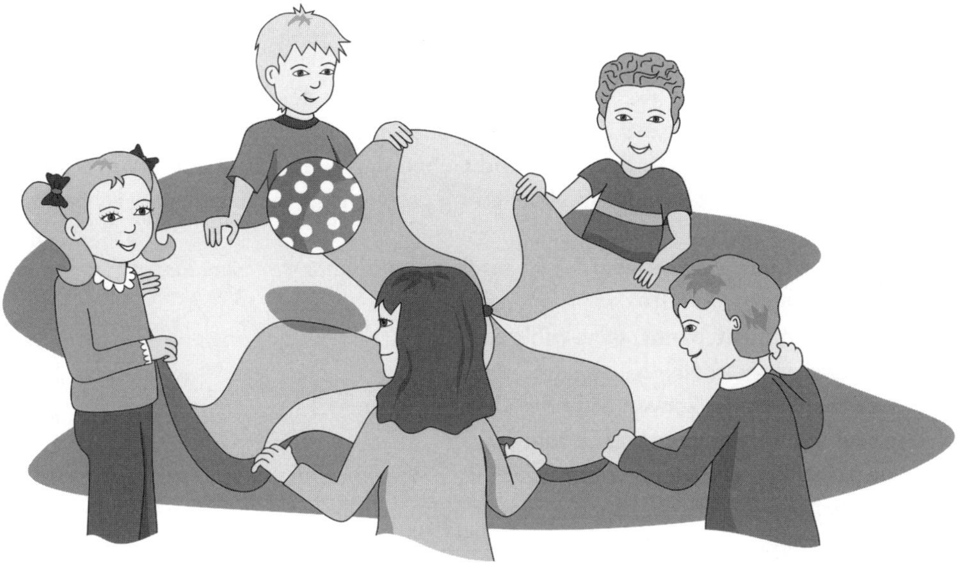

Abbildung 7.1 Atmung erleben – mit Spiel und Spaß

senken. Ziel ist es, das jedes Kind seinen eigenen Atemrhythmus spürt und erkennt. Lebendiger wird diese Übung, wenn ein Softball auf das Tuch gelegt wird, der je nach Atmung der Teilnehmer dann hin und her geschleudert wird.

Lassen Sie die Kinder hinterher die durchgeführten Spiele bezüglich der Wahrnehmung der Atmung, dem größten Spaß und der besten »Entlastung« vergleichen.

Die Geschichte zur Atemübung

Instruktionen. »Stell dir vor, du gehst wieder spazieren … vielleicht an deinem Wohnort oder an einem anderen Ort … Du denkst darüber nach, was heute so alles geschehen ist …

Bald kommst du wieder zu deinem Wegweiser … dieser Weg ist dir schon vertraut … du weißt, wie sicher und wohl du dich auf ihm fühlen kannst, und so betrittst du ihn … Jetzt ist es ganz still … Alles, was dir zu viel ist, kannst du jetzt ablegen …

Wie sieht dein Weg heute aus? … Während du die ersten Schritte gehst, schaust du ihn dir genau an … Es ist ein angenehmes Gefühl, darauf zu gehen … Nach einer kurzen Weile kommst du an den Abzweigungen vorbei, an denen du dein Schweresymbol und Wärmesymbol gefunden hast … Langsam gehst du weiter …

Schon folgt die nächste Abzweigung … Als du einbiegst, bemerkst du, dass der Weg sich verändert hat … er besteht nun aus feinem Sand … Vielleicht erinnert es dich an einen schönen Urlaub … Es kann sein, dass dir nun Meeresluft in die Nase steigt … riecht es salzig oder eher frisch und klar? … Nachdem der Weg eine Kurve gemacht hat, kommst du an einen wunderschönen Strand … Was kannst du sehen? … Gibt es da grüne Palmen oder Sanddünen? … Wie schön das blaue Meer nun vor dir liegt … Du genießt den herrlichen Ausblick auf das ruhige Wasser … nur ganz sanft kommen die Wellen ans Ufer … vielleicht kannst du sie leise rauschen hören? … Du fühlst dich hier sehr wohl … und suchst dir einen bequemen Platz, wo du sitzend oder liegend diesen Ort genießen kannst … Mit deinen Fingern fährst du durch den warmen, feinen Sand …

Vielleicht hörst du Möwen … oder das Rauschen der Wellen … Die Wellen kommen und gehen … ganz ruhig und gleichmäßig … ruhig und gleichmäßig … Du spürst, wie sich mit dem Kommen und Gehen der Wellen ein Gefühl von Ruhe in dir ausbreitet … Alles ist egal und gleichgültig … Deine Arme liegen ganz schwer auf ihrer Unterlage …

Beide Arme sind ganz schwer … *[2 bis 3 Wiederholungen, Zeit lassen für »stille« Wiederholungen, s. S. 50]*

Ganz ruhig und entspannt, ganz ruhig …

Die Schwere breitet sich weiter aus …

Der ganze Körper ist schwer … *[1 bis 2 Wiederholungen]*

Ganz ruhig und entspannt, ganz ruhig …

Beide Arme sind angenehm warm … *[2 bis 3 Wiederholungen, Zeit lassen für »stille« Wiederholungen]*

Ganz ruhig und entspannt, ganz ruhig …

Die Wärme strömt in den Körper …

Der ganze Körper ist angenehm warm ... [*1 bis 2 Wiederholungen*]

Die Atmung ist ruhig und gleichmäßig ...

Lass die Atmung in ihrem Rhythmus fließen ... ein und aus ... lass es einfach geschehen ...

Die Atmung ist ruhig und gleichmäßig, es atmet mich [*3 bis 4 Wiederholungen*]

Ganz ruhig und entspannt, ganz ruhig ...

Genieße diese Ruhe noch ein wenig ... Während du ganz entspannt daliegst oder -sitzt, fällt ein goldener Umschlag aus einer Wolke heraus und sinkt leicht wie eine Feder hinunter ... Deine Atmung strömt ganz ruhig ein und aus ... und mit jedem Ausatmen sinkt der Umschlag tiefer und tiefer ... tiefer und tiefer ... bis er schließlich direkt vor deinen Füßen aufkommt ...

Du öffnest den Umschlag ... darin findest du ein Papier, auf dem in einer alten, sonderbar verzierten Schrift etwas geschrieben steht: ›Ausatmen und Schultern runter – ich bleibe ganz ruhig, aber munter.‹ ... Wohl eine Art Zauberspruch, der dir im Alltag oft helfen kann.

Nimm diese Zauberformel mit. Stell dir nun vor, du erhebst dich langsam und machst dich auf den Rückweg ... Während du Schritt für Schritt den Weg zurückgehst, überlegst du, was dich an die ruhige und gleichmäßige Atmung erinnert ... sind es vielleicht die Wellen des Meeres oder der Umschlag, der mit jedem Atemzug tiefer gesunken ist? ... Lass dir Zeit, ein passendes Symbol auszusuchen ... Schritt für Schritt ... bis zur Abzweigung ... du gehst weiter ... bis zum Wegweiser ...

Nimm diese Ruhe mit, wenn du nun in deinen Alltag zurückkehrst.

[*Rücknahme:*] Arme fest! Tief ein- und ausatmen! Augen auf!«

Das Symbol

Die Atmung – so ruhig und gleichmäßig wie die Wellen des Meeres. Der sanfte Rhythmus der Wellen bietet sich als empfehlenswertes Bild für die Atmung an. Aber auch ein Baum oder eine Fahne, die sich im Wind hin und her bewegt, lässt sich sehr gut mit der ein- und ausströmenden Atmung verbinden. In der Literatur (Haring, 1993) werden auch technische Vergleiche z. B. zu einem Blasebalg angestellt. Kindern gefällt dieser einfache und »handliche« Umgang mit der Atmung. Bei der Atemübung ist es sinnvoll, generell die ganze Formel als Bildüberschrift zu verwenden. Auf diese Weise ist die Verbindung zum ruhigen und gleichmäßigen Ein- und Ausströmen sichergestellt.

Hilfreiche Ideen

Die Vorübungen sind hilfreich, sich an das Thema heranzutasten. Bei Erwachsenen ist die Atmung – auch aufgrund ihrer engen Verbindung zu seelischen Empfindungen und der lebensnotwendigen Funktion – oftmals ein heikles Thema. Kinder hingegen haben in der Regel noch ein viel unkomplizierteres Verhältnis zur Atmung. Nutzen Sie dies und vermitteln Sie Ihre Auffassung, die Atmung als etwas Natürliches anzunehmen, das ganz von selbst funktioniert.

Fällt es dennoch schwer, sich auf die Atemübung einzulassen, kann es sinnvoll sein, eine Erweiterung in Anlehnung an Herbert Benson (1993) mit einzubinden. Die Kinder werden dazu angeleitet, jede Ausatmung gedanklich zählend zu begleiten: Ausatmen – 1, nächste Ausatmung – 2 usw. Um keine endlose Zahlenreihe zu schaffen ist es empfehlenswert, nach 3 wieder bei 1 zu beginnen. So wird die Aufmerksamkeit neben der Atmung auf das monotone Zählen gerichtet, wodurch sich das Kind unbefangener auf den Rhythmus einlassen kann. Auch hilft die Monotonie des Zählens, die Entspannung zu vertiefen.

Aufgepasst!
Kommt es durch die Entspannungsreaktion zu einer ruhigeren Atmung, so verursacht dies bei manchen Kindern Empfindungen von Atemnot. Dies ist in den meisten Fällen nur unangenehm, manchmal aber auch mit Ängsten verbunden, die es generell zu ergründen gilt. Dieser nicht wirklichen Atemnot kann gelassen begegnet werden: Raten Sie den Kindern, ein- oder zweimal kräftig durchzuatmen – gerne auch mit einem (nicht allzu lauten) Seufzer – und »es« dann einfach wieder atmen zu lassen. Erinnern Sie die Kinder daran, dass sich unser Körper in der Regel schon das holt, was er braucht.

Wissenswertes
Mit der Atemübung ist die vegetative Gesamtumschaltung meist erreicht, d.h., der Körper hat sich auf Ruhe und Entspannung eingestellt.

Bei aufmerksamer Beobachtung kann man dies u.a. daran erkennen, dass nach kurzen, oberflächlichen Atemzügen mehrere längere Atemzüge erfolgen. Manchmal markiert auch ein tiefer, teilweiser recht geräuschvoller Atemzug den Übergang zu einer ruhigeren Atmung. Die Umschaltung erfolgt nicht plötzlich. In jedem Fall sollte vermieden werden, dass die ruhigere Atmung forciert und bewusst angestrebt wird. Die Kinder befinden sich auch vor der vollständigen vegetativen Gesamtumschaltung meist schon in einem angenehmen Zustand der Ruhe und Erholung.

7.4 Ruhetönung

Ein erklärtes Ziel des Autogenen Trainings ist das Empfinden von Ruhe. Einige Kinder nehmen zu diesem Zeitpunkt des Trainings, also nach »Schwere«, »Wärme« und »Atmung«, schon deutlich angenehme Gefühle der Ruhe wahr. Bei anderen bedarf es noch etwas mehr an Übung und Erfahrung. Auch kann mit diesen drei Übungen bereits eine vollständige vegetative Gesamtumschaltung erreicht werden. Es macht Sinn, an dieser Stelle zur Vertiefung nun eine Trainingseinheit ausschließlich für die Ruhetönung einzuschieben, bevor das nächste Thema eingeführt wird.

Wir sprechen bewusst von Ruhetönung und nicht von einer Ruheübung. Die Kinder »üben« diesen Zustand nicht, sondern sie erleben ihn – mit zunehmendem Training – auch immer intensiver. Die Formel »Ich bin ganz ruhig« oder »ganz ruhig und entspannt«, die den Kindern aus den vorangegangenen Trainingseinheiten ja schon vertraut ist, fungiert verbunden mit der Ruheempfindung dann ähnlich einem Signalreiz, wie er aus Lernpsychologie beim Konditionieren (Lefrancois, 2014) bekannt ist.

7.4.1 Einführung der Ruhetönung

Wir weichen in dieser Trainingseinheit ein Stück weit von unserer üblichen Vorgehensweise ab. Wir beginnen gleich nach dem Eintreffen der Kinder mit dem Vorschlag für eine »Ruhepause zwischendurch«. Gerade weil dieser »mentale Ausflug« schon vor der Begrüßungsrunde, quasi unvermittelt stattfindet, können die Kinder gut abschätzen, ob eine solche Ruhepause auch im Alltag für sie in Betracht kommt.

Eine Ruhepause für zwischendurch
Ruhe bedeutet u. a. Abstand zu gewinnen und zumindest gedanklich aus dem Alltagstrubel auszusteigen. Nach einer Anregung von Sonntag (1998) werden die Kinder zu einem kurzen Hubschrauberflug eingeladen, wobei die Körperhaltung beliebig – eben alltagsnahe – sein soll:

»Der Hubschrauberflug«. »Stell dir vor, du bist auf dem Schulhof, es ist Pause und da ist eine große Schar anderer Kinder ... Manche von ihnen unterhalten sich, andere lachen oder schreien herum ... es ist unangenehm laut und eigentlich ist dir das gerade alles zuviel. Mitten auf deinem Schulhof landet auf einmal ein Hubschrauber. Er ist ziemlich laut und durch das Kreisen seiner Rotoren wird der Boden aufgewirbelt. Du schaust dir diesen Hubschrauber genau an ... auch von innen ... Der Hubschrauber wird von einem sehr erfahrenen Piloten gesteuert ... Du fühlst dich ganz sicher und geborgen, bekommst Lust auf einen kleinen Flug und schließt deshalb die Tür ...

Nun ist es ganz leise ... die Kabine ist so dicht, dass die Geräusche der anderen Kinder und auch der Hubschrauberlärm erlöschen. Es ist angenehm still ... Langsam hebt der Hubschrauber vom Boden ab und steigt Stück für Stück auf. Die Menschen auf dem Boden werden immer kleiner und kleiner. Während das lebendige Treiben auf dem Schulhof anfangs noch wie ein nervöser Ameisenhaufen aussieht, so wird es mit jedem Höhenmeter ruhiger und ruhiger ... Der Hubschrauber bleibt jetzt ganz ruhig in der Luft und du genießt den weiten Ausblick. Es tut gut, alles von so weit oben zu betrachten ... vieles ist kleiner, unwichtiger ... alles ist weit weg ... ist egal und gleichgültig ... Du findest Abstand und Ruhe ...

Bevor der Pilot nun langsam wieder zur Landung ansetzt, verabredest du mit ihm, dass du jederzeit zu einem Flug vorbeikommen kannst ... Meter für Meter sinkt der Hubschrauber und landet schließlich sachte wieder auf deinem Schulhof ... Ganz ruhig und gelassen steigst du aus ...«

Anstelle des üblichen Spiels zur Einführung setzen wir einen Ausblick auf die Zukunft der Kinder. Sie arbeiten im Gespräch individuelle Situationen heraus, in denen sie sich mehr Ruhe und Gelassenheit wünschen. Diese »unruhige« Situation, in unserem

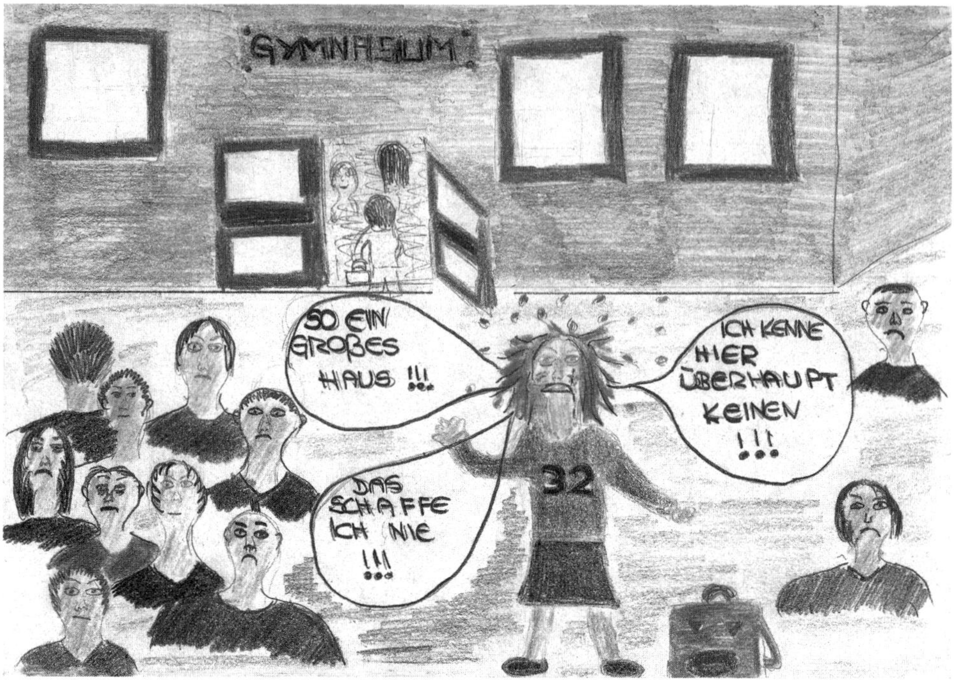

Abbildung 7.2 »Angespannt«

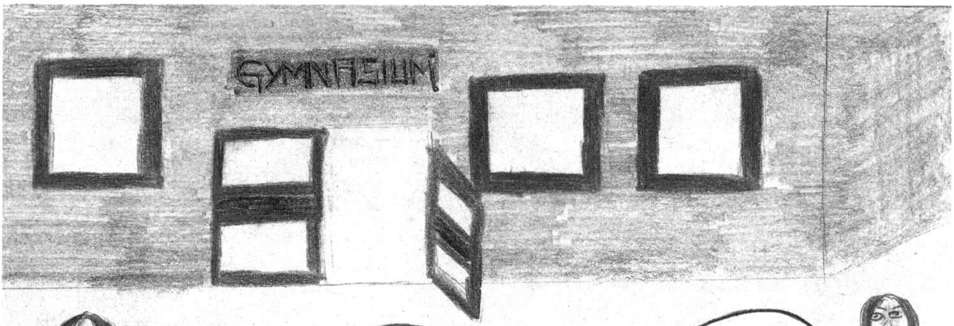

Abbildung 7.3 »Entspannt«

Beispiel der erste Tag am Gymnasium (Abb. 7.2), wird gezeichnet. Anschließend malen sich die Kinder zuerst mental und dann auf Papier (Abb. 7.3) aus, wie die Situation ist, wenn sie sich darin ruhig und gelassen verhalten (Vollmar, 1994). Das positive Bild wird bildhaft *vor*angestellt – die Vorstellung als ein wichtiger Schritt zur Verwirklichung.

Tipp

Weitere Informationen zur formelhaften Vorsatzbildung finden Sie auf Seite 107.

Die Geschichte zur Ruhetönung

Instruktionen. »Stell dir vor, du gehst wieder spazieren … Dabei hältst du nach dem Wegweiser Ausschau … Vielleicht denkst du noch darüber nach, was heute so los war … Nach einer kurzen Weile kommst du zu deinem Weg.

Langsam betrittst du ihn … Jetzt kannst du alles hinter dir lassen … Du fühlst dich sicher und geborgen. Wie sieht dein Weg heute aus? … Du gehst sehr gerne darauf …

Nach einer kurzen Weile kommst du an den Abzweigungen vorbei, an denen du das Gefühl für Schwere, Wärme und eine ruhige und gleichmäßige Atmung erlebt hast … Langsam gehst du weiter … Schritt für Schritt … Was du wohl heute finden wirst? Wieder etwas ganz Neues? …

An der nächsten Abzweigung biegst du ein. Dabei spürst du, dass es heute um etwas geht, was dir schon vertraut ist … Ein angenehmes Gefühl von Ruhe umgibt dich, während du den Weg weiter entlang gehst … Bald kommst du an einen sehr schönen Platz … Schau dich um, was kannst du sehen? …Vielleicht eine Wiese oder einen Strand … Es ist angenehm leise hier … du möchtest gar nicht weitergehen, sondern innehalten und diese Stille hier genießen … Dir gefällt dieser Platz … hier kannst du dich zurückziehen und dich ausruhen … Schau dich weiter um … Was kannst du um dich herum erkennen? Vielleicht kannst du sogar etwas riechen? Riecht es nach Tannen, weil da Bäume sind … oder salzig, weil ein Meer in der Nähe ist? … Lass es einfach auf dich wirken … Die Ruhe, die von diesem Ort ausgeht, überträgt sich auf dich … du genießt dieses Gefühl und um es weiter zu vertiefen machst du es dir ganz bequem … Alles ist egal und gleichgültig … Deine Arme liegen ganz schwer auf ihrer Unterlage …

Beide Arme sind ganz schwer … [*1 bis 2 Wiederholungen, Zeit lassen für »stille« Wiederholungen*]
Ganz ruhig und entspannt, ganz ruhig …
Der ganze Körper ist schwer …
Ganz ruhig und entspannt, ganz ruhig …
Beide Arme sind angenehm warm … [*1 bis 2 Wiederholungen, Zeit lassen für »stille« Wiederholungen*]
Ganz ruhig und entspannt, ganz ruhig …
Der ganze Körper ist angenehm warm …
Ganz ruhig und entspannt, ganz ruhig …
Lass die Atmung in deinem Rhythmus fließen … ein und aus …

Die Atmung ist ruhig und gleichmäßig, es atmet mich ... [*1 bis 2 Wiederholungen, Zeit lassen für »stille« Wiederholungen*]

Ganz ruhig und entspannt, ganz ruhig ...

Genieße diese Ruhe noch ein wenig ... Was erinnert dich an dieses angenehme Gefühl von Ruhe? Such dir auch dafür ein Symbol aus, das dir gefällt. Ist es vielleicht dieser Ort, ein bestimmter Gegenstand oder etwas ganz anderes?

Stell dir vor, du erhebst dich langsam von deinem Platz ... Da siehst du neben dir ein sehr altes und sonderbar verziertes Fernrohr liegen ... Du schaust durch das Fernrohr ... zuerst ist alles ganz undeutlich und verschwommen ... dann wird es ganz langsam klarer: Du siehst dich in der Situation, die du vorhin als Wunschbild gemalt hast ... Dabei bist du ganz ruhig, entspannt und konzentriert ... Es gefällt dir, was du da siehst, und du spürst, was man mit Ruhe und Gelassenheit erreichen kann ... das ist ein gutes Gefühl ...

Bevor du diesen Ort verlässt, schaust du ihn dir noch einmal genau an ... Denk daran, dass du immer wieder hierher kommen kannst ... dein Ruhesymbol erinnert dich daran ... Langsam gehst du nun wieder den Weg zurück ... Schritt für Schritt ... bis zur Abzweigung ... Während du weitergehst, spürst du, dass du sehr viel Ruhe, aber auch neue Kraft in dir trägst ... Zufrieden gehst du weiter ... bis zum Wegweiser ...

Nimm diese Ruhe mit, wenn du nun langsam in deinen Alltag zurückkehrst ...

[*Rücknahme:*] Arme fest! Tief ein- und ausatmen! Augen auf!«

Das Symbol

Auch für die Ruhetönung wird ein entsprechendes Symbol gesucht. Häufig zeichnen die Kinder dann den Ort, der bei ihnen in der Geschichte entstanden ist.

7.5 Herzübung

Kenner des Autogenen Trainings erwarten vor, spätestens aber nach der Atemübung die Herzübung. Wir wenden die Herzübung nach Schultz »Das Herz schlägt ruhig« wegen ihrer Sonderstellung bei Kindern generell nicht an. Schon bei unseren Trainings mit Erwachsenen setzen wir die Atemübung vor die Herzübung. Andere Trainer nehmen noch die Bauchübung dazwischen oder lassen die Herzübung auch bei Erwachsenen ganz weg.

Die Herzübung gehört zu den schwierigen Übungen. Ergebnis ist das Erleben und die positive Beeinflussung des Herzrhythmus, etwas das der gesunde Mensch in der Regel nicht wahrnimmt oder aber erst in einem Zustand z.B. der Angst oder körperlicher Anstrengung, wenn ihm das Herz »bis zum Halse schlägt«. Dazu kommt, dass wohl kaum ein anderes Organ emotional so hoch besetzt ist wie das Herz. Für viele Menschen ist das Herz auch heute noch der Sitz der Seele oder der Ursprung von Charaktereigenschaften. Redewendungen wie »Jemand hat ein großes Herz« zeugen davon. Mehr noch: Jemandem ist es »warm ums Herz«, er tut etwas »schweren« oder »leichten Herzens« oder ihm wurde gar »das Herz gebrochen« weisen auf die emotionale und damit verbundene vegetative Bedeutung hin.

Diese eher ambivalente Einstellung zum Herz erschwert den neutralen Zugang zu dieser Übung, den Herzschlag im Ruhezustand überhaupt zu spüren bzw. sich ihm gelassen zuzuwenden. Von diesen Schwierigkeiten einmal abgesehen kann die Herzübung insbesondere bei Kindern vor folgendem Hintergrund vernachlässigt werden: Die Nähe zwischen Herz- und Atemübung zeigt sich deutlich in der Konzentration auf den jeweiligen Rhythmus. Aufgrund der physiologischen Verbindung dieser beiden Systeme sind die Intervalle der Atemzüge bzw. des Herzschlages – wenn auch unregelmäßig – aneinander gekoppelt. Die intensive Zuwendung auf die körpereigenen Funktionen ist also mit der Einstellung auf die Atmung bereits gegeben, außerdem erfolgt durch die vegetative Gesamtumschaltung automatisch eine natürliche Verlangsamung des Herzschlages.

7.6 Bauchübung

Woher rührt das »gute Gefühl im Bauch«? Kaum einer hat darauf eine sachliche Antwort. Ob das Kind nach einer gelungenen Klassenarbeit oder der Erwachsene nach einem vielversprechenden Vorstellungsgespräch – Angenehmes wird oft im Bauch, bevorzugt in der Magengegend erfahren. Mindestens genauso vertraut sind uns allerdings die negativen Empfindungen: »Etwas hat uns auf den Magen geschlagen« oder »Es dreht sich einem der Magen um …«. Dies kann sowohl eine verdorbene Speise als auch der Ärger mit dem Kollegen sein.

Die Bauchübung richtet sich auf das sogenannte Sonnengeflecht, den Solarplexus (lateinisch: plexus solaris). Es handelt sich hierbei um das größte Nervengeflecht des vegetativen Nervensystems, dessen Anlage – ein Nervenknoten mit strahlenförmigen Verzweigungen in sämtliche Bauchorgane – an das Aussehen der Sonne erinnert.

Über die gezielte Einstellung von Wärme in diesem Bereich erreichen wir den Magen, den gesamten Dünn- und teilweise den Dickdarm, die Leber, die Bauchspeicheldrüse, die Milz, die Nieren und Nebennieren sowie die Geschlechtsorgane (Brenner, 2002). Wir erweitern somit die uns zwischenzeitlich schon vertraute Wärmeübung und erreichen durch die verstärkte Durchblutung eine Regulation der Bauchorgane.

Der Bauch ist strömend warm.

Schultz selbst sprach von Sonnengeflecht oder Leibwärme, was aber in unserem Sprachgebrauch und vor allem bei Kindern nicht gängig ist. Trotzdem müssen die Kinder wissen, wohin sich die Wärmevorstellung genau richtet: Hierzu wird der Zeigefinger der einen Hand auf den Bauchnabel gelegt, der Zeigefinger der anderen Hand ertastet das Ende des Brustbeins. Fährt man nun mit beiden Zeigefingern gleichmäßig aufeinander zu, treffen sich diese an der Stelle, in deren Tiefe besagter Nervenknoten sitzt. Auch die Vorstellung – oder gar die Ausführung –, eine warme Tasse Kakao zu trinken, hilft den Kindern, diese Stelle zu finden. Als bildhafte Vorstellung eignet sich auch der Gedanke, dass einem die Sonne warm auf den Bauch scheint.

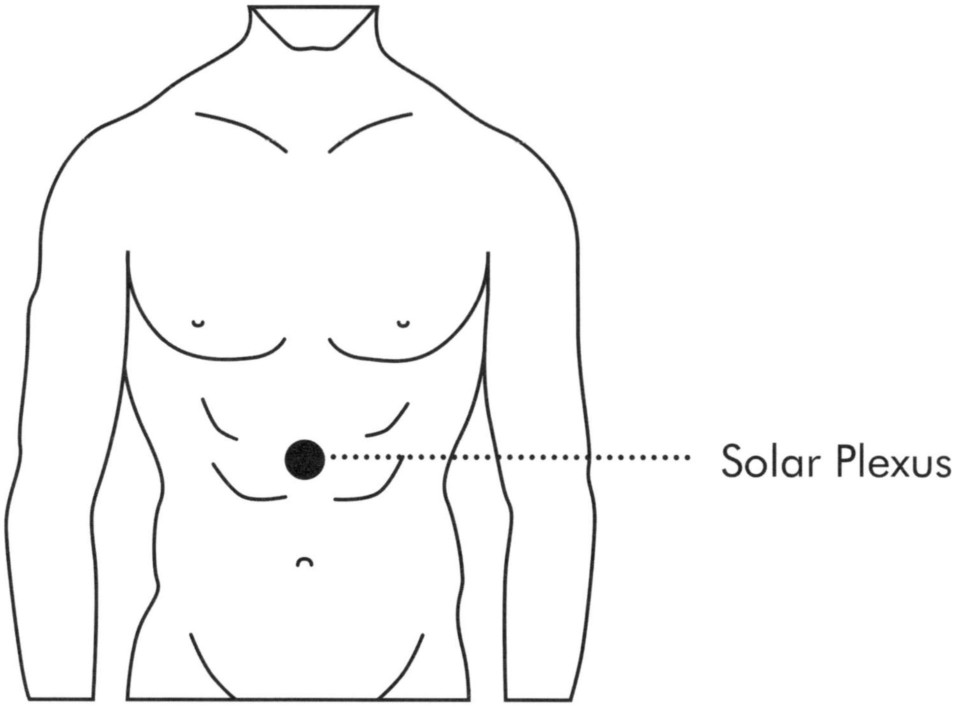

Abbildung 7.4 Der Solarplexus

7.6.1 Einführung der Bauchübung

Spielvorschläge zur leichteren Hinführung an das Thema
Um die Wahrnehmung von Emotionen zu fördern, die gern in der Bauchgegend spürbar werden, eignen sich die folgenden beiden Spiele.
»Weg durch den Nebel«. Ein Kind bekommt die Augen verbunden. Ein kleiner Parcours wird aufgebaut, durch den das Kind gehen soll. Hierzu können beliebige Gegenstände (Schuhe, Stühle, Tische …) verwendet werden. Je nach Alter muss das Kind auch Dinge tun wie unter einem Tisch durchkriechen. Ein zweites, »sehendes« Kind spielt dabei den Lotsen. Es soll das Kind durch mündliche Anweisungen »durch den Nebel« leiten: »Zwei Schritte vor, nach links drehen« usw. Gegebenenfalls muss der Trainer eingreifen, sodass das Kind in jedem Fall sicher ankommt. Das Kind beschreibt danach seine Empfindungen. Die Erfahrung, sich blind auf andere zu verlassen, löst zumindest ein komisches, oft unsicheres Gefühl im Bauch aus.
»Komm, wenn du dich wohl fühlst«. Alle Kinder setzen sich auf den Boden in einen engen Kreis. Ein Kind setzt sich kniend in die Mitte. Es legt den Kopf auf die Knie, die Arme schützend um den Kopf. Ganz klein zusammengekauert bleibt das Kind in seiner Position und soll erst dann »herauskommen«, wenn es sich richtig wohlfühlt und ein gutes Gefühl im Bauch hat. Die Kinder im Kreis sprechen nun nacheinander zu dem

zusammengekauerten Kind, um es »herauszulocken«: »Komm doch raus, lieber Max, mit dir haben wir immer so viel Spaß.«

Die Angebote reichen von gemeinsamen Fußball spielen, Einladungen zum Eisessen bis zu Freundschaftsversprechen. Wer es schafft, das Kind herauszulocken, ist als nächster dran.

Um den mehr physiologischen Effekt geht es in folgender Vorübung:

»Händereiben«. Die Kinder reiben ihre Hände mit den Handflächen ganz fest und schnell aneinander, bis die Hände ganz warm sind. Dann werden sie an der beschriebenen, dem Solarplexus nahen Stelle auf den Bauch gelegt. Mit geschlossenen Augen intensiviert sich diese Empfindung. Alternativ kann auch eine Wärmflasche zum Einsatz kommen. Fragen Sie die Kinder dabei nach Erinnerungen, die sie mit Bauchwärme verbinden.

Die Geschichte zur Bauchübung

Instruktionen. »Stell dir vor, du gehst wieder spazieren … Dabei hältst du nach dem Wegweiser Ausschau … Vielleicht denkst du noch darüber nach, was heute so alles geschehen ist … Bald schon kommst du zu deinem Weg …

Langsam betrittst du ihn … Jetzt kannst du alles hinter dir lassen … Du fühlst dich sicher und geborgen. Wie sieht dein Weg heute aus? … Es ist ein gutes Gefühl, darauf zu gehen …

Nach einer kurzen Weile kommst du an den bisherigen Abzweigungen vorbei … dort hast du die Schwere gefunden, die Wärme, eine ruhige und gleichmäßige Atmung und ein angenehmes Gefühl der Ruhe … Langsam gehst du weiter … Schritt für Schritt …

Es folgt die nächste Abzweigung, in die du einbiegst … Du gehst noch ein Stück weit … Danach setzt du dich erst einmal hin … Stell dir vor, du hast eine Tasche oder vielleicht auch einen Rucksack dabei … Darin findest du eine Thermoskanne mit einem warmen Getränk … vielleicht ein leckerer Früchtetee oder eine warme Schokolade? Du gießt etwas in einen Becher und nimmst ganz langsam einen kleinen Schluck … Hhhmmmm, das tut gut … du spürst, wie das warme Getränk im Hals hinunterfließt … bis in den Bauch hinein, wo sich die angenehme Wärme ausbreitet … Schluck für Schluck … Spür in dich hinein … Du kannst jetzt ganz bei dir sein … Mach es dir ganz bequem … Alles ist egal und gleichgültig … Deine Arme liegen ganz schwer auf ihrer Unterlage …

Beide Arme sind ganz schwer … [*1 bis 2 Wiederholungen, Zeit lassen für »stille« Wiederholungen*]

Ganz ruhig und entspannt, ganz ruhig …

Der ganze Körper ist schwer …

Ganz ruhig und entspannt, ganz ruhig …

Beide Arme sind angenehm warm … [*1 bis 2 Wiederholungen, Zeit lassen für »stille« Wiederholungen*]

Ganz ruhig und entspannt, ganz ruhig …

Der ganze Körper ist angenehm warm …

Ganz ruhig und entspannt, ganz ruhig ...
Insbesondere in deinem Bauch spürst du die Wärme strömen ...
Der Bauch ist strömend warm ... [*1 bis 2 Wiederholungen, Zeit lassen für »stille« Wiederholungen*]
Ganz ruhig und entspannt, ganz ruhig ...
Lass die Atmung in deinem Rhythmus fließen ... ein und aus ...
Die Atmung ist ruhig und gleichmäßig, es atmet mich ... [*1 bis 2 Wiederholungen, Zeit lassen für »stille« Wiederholungen*]
Ganz ruhig und entspannt, ganz ruhig ...
Genieße diese Ruhe noch ein wenig ... Du spürst, wie sich mit der strömenden Wärme alles in deinem Bauch entspannt hat ... Diese Erholung nutzt dein Körper nun, um verbrauchte Energie wieder aufzubauen ... Vielleicht hörst bzw. spürst du, wie sich in deinem Bauch etwas tut ... Du fühlst, wie du langsam wieder neue Reserven auftankst ... neue Kraft bekommst ... Deinem Körper tut diese Erholungspause gut ... Dieses gute Gefühl im Bauch erinnert dich vielleicht sogar an eine besonders schöne Situation ... Wenn es einem wohl im Bauch ist, fühlt man sich geborgen ... Genieße diesen Moment ... Such dir dann etwas aus, was dich an diese Wärme in deinem Bauch erinnert ... ein Symbol ...

Voller Stärke und Selbstvertrauen erhebst du dich nun langsam ... Nimm dieses Gefühl mit, wenn du jetzt den Weg wieder zurückgehst ... Schritt für Schritt ... bis zur Abzweigung ... Zufrieden gehst du weiter ... bis zum Wegweiser ...

Voller Kraft und Sicherheit kehrst du nun in deinen Alltag zurück ...

[*Rücknahme:*] Arme fest! Tief ein- und ausatmen! Augen auf!«

Das Symbol

Ob nun das warme Getränk, eine Wärmflasche oder die Sonne – ein Symbol für die Wärme gibt es ja schon aus der zweiten Übung. Neu hinzugekommen ist der Schwerpunkt, auf den sich die Wärme bei dieser Übung richtet – der Bauch. Auch jetzt gilt es wieder darauf zu achten, dass das, was sich die Kinder aussuchen, eine angenehme Wärme symbolisiert.

Hilfreiche Ideen

Das Erleben des Wärmegefühls im Bauch benötigt unter Umständen etwas mehr Übung. Dies ist aber nicht negativ zu bewerten. Zum einen müssen die bisherigen Übungen gut beherrscht werden, zum anderen ist uns das Sonnengeflecht bei weitem nicht so vertraut wie z. B. unsere Hände. Außerdem ist es gut möglich, dass sich erste Einflüsse z. B. in Form eines Ziehens oder Fließens im Bauchraum oder einfach durch Darmgeräusche dann doch bald bemerkbar machen. Dies sollte erkundet und positiv rückgemeldet werden, da es sich um ein objektives Zeichen für das Ansprechen der Übung handelt. Sollten die Kinder nun die bisherigen Übungen gut trainiert haben und in kindlicher Neugierde diese Übung angehen, wird sich die Wärmeempfindung auch hier einstellen. Wer möchte, kann als Hilfestellung während der Übung eine Hand auf dem Bauch liegen lassen.

Entgegen der originären Reihenfolge bietet es sich an, die Bauchübung gleich auf die Wärmeübung folgen zu lassen und anschließend mit der Atemübung fortzufahren. So wird lediglich die schon bekannte Wärmeempfindung zusätzlich auf den Bauch ausgeweitet – für Kinder oftmals eine Erleichterung.

Wissenswertes

Bei der vegetativen Gesamtumschaltung nimmt also der Sympathikustonus ab, der Parasympathikustonus überwiegt. Herz und Atmung werden langsamer, der Körper schont sich. Bei der Bauchübung spielt diese Umstellung von Leistung (ergotrope Reaktion) auf Erholung (trophotrope Reaktion) eine besondere Rolle. Die Phase der körperlichen Erholung geht einher mit dem Wiederaufbau verbrauchter Reserven. Hierzu wird die Tätigkeit der Verdauungsdrüsen und der Darmmuskulatur erhöht (Kruse et al., 1995). Durch die gezielte Wärmeeinstellung auf das Sonnengeflecht erreichen wir im gesamten Bauchraum eine bessere Durchblutung, wodurch der Vorgang intensiviert wird.

Die objektiven Merkmale, die den Erfolg dieser Übung bestätigen, sind uns gut bekannt: Häufig sind es vermehrte Darmgeräusche, ein Gluckern im Bauch oder einfaches Magenknurren, die auf eine vermehrte Verdauungstätigkeit hinweisen. Positive Auswirkungen der Bauchübungen z. B. auf Verdauungsstörungen werden nachhaltig erlebt und zeigen sich teilweise schon vor der subjektiven Wahrnehmung einer gelungenen Bauchübung.

Brenner (2002), der in einer Rehabilitationsklinik zweieinhalbwöchige Kurse im Autogenen Training durchführte, zeigt die Ergebnisse einer Nachbefragung bei Erwachsenen auf, die vier Monate nach Kursbeginn durchgeführt wurde. Zwar gaben nur 19 Prozent der Kursteilnehmer an, die Sonnengeflechtübung gut zu beherrschen, 28 Prozent »etwas«, 43 Prozent überhaupt nicht und 10 Prozent hatten sie erst gar nicht geübt. Dagegen berichteten 69 Prozent der Befragten, die geübt hatten, dass sich ihre Magenbeschwerden gebessert hätten. 46 Prozent bestätigten eine Verbesserung von Verdauungsbeschwerden. Eine weitere Nachbefragung nach einem Jahr zeigte nochmals eine Steigerung der Erfolge.

7.7 Kopfübung

Es macht keinen Unterschied: »Einen kühlen Kopf zu bewahren« ist für den Topmanager in einem Meeting von genauso großer Bedeutung wie für den Schüler in der Klassenarbeit. Einfach »cool« bleiben: Dieser Trendbegriff wird in der heutigen Umgangssprache sehr häufig benutzt. Allgemein wird darunter verstanden, *kühl* und gelassen zu sein. Dabei kann das Autogene Training eine gute Hilfe sein. Während der Körper angenehm warm ist, soll der Kopf kühl und klar bleiben.

In erster Linie dient diese sechste und damit letzte Übung der Grundstufe des Autogenen Trainings dazu, die hervorgerufenen Entspannungsreaktionen einzuengen. Die Wärmeempfindung soll auf den Körper begrenzt werden, zumal ein praller, hochroter, eben ein »Hitzkopf« auch nicht wünschenswert ist.

Neben der Stirnkühle zielt die Kopfübung auf die Fokussierung des Bewusstseins. Das fördert die Konzentration und kann störende Einflüsse wie lästige Gedanken eindämmen.

Die Formel der Kopfübung nach Schultz (2010) lautet: »Stirn angenehm kühl«, wir verwenden die erweiterte Formel:

Die Stirn ist angenehm kühl, der Kopf frei und klar.

Wichtig ist, dass die Formulierung für die Kinder verständlich und »annehmbar« ist. Jüngeren Kindern fällt es leichter, sich kurze Versionen (»Die Stirn ist angenehm kühl«) zu merken. Es ist besonders darauf zu achten, den Begriff »kühl« zu verwenden – keinesfalls sollte von »kalt« gesprochen werden.

7.7.1 Einführung der Kopfübung

Spielvorschläge zur leichteren Hinführung an das Thema

»Windhauch«. Alle Kinder sitzen im Kreis, während eines der Kinder zum »kühlen Kopf« ernannt wird. Der »kühle Kopf« setzt sich in die Mitte des Kreises und bekommt einen Fächer. Alle anderen schließen die Augen. Der »kühle Kopf« wählt nun einen Spieler aus, dem er ganz leicht Luft ins Gesicht fächert. Nach einigen Sekunden fächert er dem nächsten Kind zu. Bemerkt ein Spieler den Luftzug auf seiner Stirn, so darf dieser als »kühler Kopf« in die Mitte.

»Gesichter raten«. Die Kinder gehen jeweils paarweise zusammen. Ein Kind drückt nun verschiedene Stimmungen über die Mimik aus: mal wütend, dann nachdenklich, freundlich oder überrascht – jedes Gesicht hat seine Eigenheiten. Das zweite Kind darf die jeweiligen Stimmungen erraten, bis schließlich gewechselt wird. Auf diese Weise werden verschiedene Muskelpartien angespannt und wieder entspannt. Zum Schluss ahmen alle gemeinsam ein entspanntes Gesicht nach, wobei die Stirn möglichst glatt sein soll. Auf diese Weise bekommen die Kinder ein Gefühl für den Spannungstonus der Gesichtsmuskulatur.

»Rollenspiel«. In einem kleinen und ganz alltagsnahen Rollenspiel können die Kinder erleben, wie sinnvoll ein kühler und klarer Kopf sein kann. Zwei Kinder werden ausgesucht, mit denen die Rollen besprochen werden. Die Situation stellt ein Gespräch vor einer schwierigen Klassenarbeit dar, auf die sich beide gründlich vorbereitet haben.

Die beiden Kinder unterhalten sich: Während der eine sehr ängstliche negative Gedanken äußert (»Ich schaffe das nie, ich werde alles falsch machen …« bis zu wütenden Aussagen »Schule ist doch total bescheuert …«*)*, behält der andere einen kühlen Kopf *(*»Ach, wir haben doch gut gelernt, ich atme jetzt lieber noch einmal tief durch und gebe dann mein Bestes …«*)*. Dem Rollenspiel sollte genügend Zeit eingeräumt werden. Die Nachbesprechung dient der Diskussion, wem es in der Klassenarbeit voraussichtlich besser ergehen wird. Die Kinder erkennen recht gut, dass es sinnvoller ist, mit einem kühlen Kopf in die Klassenarbeit zu gehen als mit einem frustrierten oder wütendem »Hitzkopf«.

Die Geschichte zur Kopfübung

Instruktionen. »Du machst wieder irgendwo einen Spaziergang … Deine Gedanken beschäftigen sich mit dem, was heute so alles geschehen ist … Bald schon kommst du zu deinem Weg. Als du ihn betrittst, fühlst du dich ganz frei … Es ist ein gutes Gefühl, darauf zu gehen … so sicher und geborgen … Aus was er wohl beschaffen ist?

Nach einer kurzen Weile kommst du an den bisherigen Abzweigungen vorbei … dort hast du die Schwere gefunden, die Wärme, eine ruhige und gleichmäßige Atmung und ein angenehmes Gefühl der Ruhe … Langsam gehst du weiter … Schritt für Schritt

Dann folgt die nächste Abzweigung … Vielleicht verändert sich dein Weg noch einmal … Schau ihn dir genau an … Diesmal führt er dich auf ein offenes Feld … vielleicht ein Kornfeld, dessen Ähren sich sanft im Wind biegen … oder aber auf ein gelb blühendes Sonnenblumenfeld … Ein angenehm kühler Windhauch streicht dir über die Stirn … Als du nach oben schaust, siehst du, wie die Wolken davonziehen … Du machst es dir an einem schönen Platz gemütlich, sodass du ganz bequem den Wolken nachsehen kannst … Der Wind trägt sie fort und mit ihnen auch alle störenden Gedanken … sie ziehen einfach davon … Alles ist egal und gleichgültig … nichts ist jetzt wichtig … Deine Arme liegen ganz schwer auf ihrer Unterlage …

Beide Arme sind ganz schwer … *[1 bis 2 Wiederholungen, Zeit lassen für »stille« Wiederholungen]*

Ganz ruhig und entspannt, ganz ruhig …

Der ganze Körper ist schwer …

Ganz ruhig und entspannt, ganz ruhig …

Beide Arme sind angenehm warm … *[1 bis 2 Wiederholungen, Zeit lassen für »stille« Wiederholungen]*

Ganz ruhig und entspannt, ganz ruhig …

Der ganze Körper ist angenehm warm …

Ganz ruhig und entspannt, ganz ruhig …

Insbesondere in deinem Bauch spürst du die Wärme strömen …

Der Bauch ist strömend warm … *[1 bis 2 Wiederholungen, Zeit lassen für »stille« Wiederholungen]*

Ganz ruhig und entspannt, ganz ruhig …

Lass die Atmung in deinem Rhythmus fließen … ein und aus …

Die Atmung ist ruhig und gleichmäßig, es atmet mich … *[1 bis 2 Wiederholungen, Zeit lassen für »stille« Wiederholungen]*

Ganz ruhig und entspannt, ganz ruhig …

Ein sanfter, kühler Wind weht dir um den Kopf …

Die Stirn ist angenehm kühl, der Kopf ist frei und klar … *[1 bis 2 Wiederholungen, Zeit lassen für »stille« Wiederholungen]*

Ganz ruhig und entspannt, ganz ruhig …

Genieße diese Ruhe noch ein wenig … Dein Kopf ist frei von allem Unnötigen … vieles ist klarer … Du spürst, wie du dich mit diesem kühlen und klaren Kopf besser konzentrieren kannst … Vielleicht ist dir auch in diesem Moment etwas, was dich im Alltag beschäftigt, ganz deutlich geworden … klar geworden … So ruhig und entspannt ist es viel leichter, sich auf das Wesentliche zu konzentrieren … und einen kühlen Kopf zu bewahren … Such dir etwas aus, was dich an diesen freien und klaren Kopf erinnert … ein Symbol … vielleicht der sanfte Wind?

Mit einem guten Gefühl verlässt du nun diesen Ort … Langsam gehst du den Weg wieder zurück … Schritt für Schritt … bis zur Abzweigung … Zufrieden gehst du weiter bis zum Wegweiser …

Nimm diesen klaren Kopf mit, wenn du nun langsam in deinen Alltag zurückkehrst …

[*Rücknahme:*] Arme fest! Tief ein- und ausatmen! Augen auf!«

Das Symbol

Ein Kindern vertrautes Erinnerungsbild ist der Wind, der einem an einem warmen Sonnentag, z. B. beim Fahrradfahren, um den Kopf weht. Ob also ein Fächer, ein Windrad oder die kühle Brise am Meer, alle Vorschläge sind akzeptabel, solange es sich um eine angenehme Kühle handelt. Auch bei diesem Symbol macht es Sinn, die ausführliche Formel als Bildüberschrift zu verwenden.

Hilfreiche Ideen

Durch die erhöhte Aufmerksamkeit auf die Stirn werden auch leichtere Luftbewegungen wahrgenommen (Schultz, 2010). Trotzdem bedarf die Kopfübung manchmal einer Hilfestellung, um eine bessere Vorstellung dieser Empfindung zu bekommen. Lassen Sie hierzu die Kinder kurz vor der Übung einige Tropfen Wasser auf die Stirn tupfen. Durch die Verdunstung entsteht das Gefühl einer kühlen Stirn, was dann bei der tatsächlichen Einstellung hilft.

Aufgepasst!

Bei Kindern, die häufig unter Kopfschmerzen bzw. Migräne leiden, ist die Kopfübung vorsichtig zu handhaben. Es gilt deshalb vorab zu klären, wie die Kinder mit den Schmerzen umgehen. Hilft ihnen eher Wärme oder legen sie sich einen kühlen Waschlappen auf die Stirn? Je nach Ursache ist die Kühlesuggestion nicht immer das Richtige. Tasten Sie sich gemeinsam heran – auch eine Abänderung der Formel auf »die Stirn ein wenig kühl« kann ratsam sein. Andererseits sind es oftmals genau diese Kinder, die sich häufig den »Kopf über etwas zerbrechen« und denen deshalb ein klarer und vor allem freier Kopf sehr hilfreich sein kann. Dem Thema Kopfschmerz sollte – den Kindern gegenüber – nicht zu viel Aufmerksamkeit geschenkt werden. Kopfschmerzgeplagte Kinder sind hier sensibilisiert und neigen zu ängstlichen Erwartungen.

Wissenswertes

Von der Wärmeübung her ist bekannt, dass sich die Gefäße nachweislich weiten und es somit zu einer vermehrten Durchblutung kommt. Umgekehrt liegt der Schluss nahe, dass es durch die Einstellung von Kühle zu einer Gefäßverengung kommt, ein Effekt der allerdings durch eine objektive Senkung der Hauttemperatur speziell an der Stirn nicht nachgewiesen wurde. Vermutlich entsteht die Kühleempfindung durch den verstärkten Unterschied zu der erhöhten Temperatur der Wangen bzw. des Körpers.

7.8 Versprochen ist versprochen

Mit der Kopfübung sind alle Übungen des Autogenen Trainings eingeführt. In der achten Trainingseinheit bleibt noch einmal genug Raum für Fragen und Spiele.

Es gibt fast in jeder Trainingsgruppe das eine oder andere Kind, das nicht vergessen hat, dass in der ersten Stunde ein Weg in Aussicht gestellt wurde, der zu einem geheimnisvollen Ort führt. Die passende Geschichte dazu rundet alle Trainingseinheiten ab:

Instruktionen. »Stell dir vor, wie du irgendwo entlang gehst ... Du kennst die Richtung schon ... du gehst deinen Weg ...

Du merkst, wie du alles hinter dir lassen kannst ... Ein Gefühl von Sicherheit und Geborgenheit kehrt ein ... Schau dir deinen Weg genau an ... aus was besteht er? ... Du genießt es, darauf zu gehen.

Bald kommst du an den Abzweigungen vorbei ... Da hast du die Schwere, die Wärme, eine ruhige und gleichmäßige Atmung, ein angenehmes Gefühl der Ruhe und einen klaren und freien Kopf gefunden ... Langsam gehst du weiter ... Schritt für Schritt ...

Nach einer Weile bemerkst du, dass keine weitere Abzweigung mehr kommt ... bedeutet das etwa, du bist am Ziel? Du schaust dich ein wenig um ... Was kannst du entlang deines Weges sehen? Schmücken vielleicht bunte Blumen die Umgebung oder sind da kräftige Bäume?

Nach kurzer Zeit kommst du zu einem riesigen Tor ... Du erinnerst dich, dass du am Anfang des Weges ein Schriftstück gefunden hast. Darin stand: ›Dieser Weg führt dich zu einem geheimnisvollen Ort, an dem noch nie ein Mensch gewesen ist. Nur du kannst ihn betreten. Dort wirst du etwas sehr Wertvolles finden.‹ Neugierig und voller Freude möchtest du das Tor öffnen, doch es ist verschlossen. Da fällt dir der Schlüssel wieder ein ... Es war das erste Abenteuer, das du auf deinem Weg erfolgreich gemeistert hast ... Auf dem Felsvorsprung hast du in einer kleinen Höhle einen goldenen Schlüssel gefunden ... gut, dass du ihn aufbewahrt hast ... Du nimmst ihn, steckst ihn ins Schloss und ... tatsächlich dieser Schlüssel passt ... Doch so sehr du auch mit aller Kraft versuchst, das Tor aufzuschieben – es geht nicht ... Vielleicht gibt es da noch irgendeinen Kniff ... vielleicht einen versteckten Hebel oder ein zusätzliches Türchen? ... Du brauchst Ruhe und Entspannung, damit du dich konzentrieren kannst ... Du weißt ja inzwischen genau, wie das geht, und so suchst du dir gleich einen gemütlichen Platz und machst es dir ganz bequem ... Deine Arme liegen schwer auf ihrer Unterlage ...

Beide Arme sind ganz schwer ... [*1 bis 2 Wiederholungen, Zeit lassen für »stille« Wiederholungen*]

Ganz ruhig und entspannt, ganz ruhig ...

Der ganze Körper ist schwer ...
Ganz ruhig und entspannt, ganz ruhig ...
Beide Arme sind angenehm warm ... [*1 bis 2 Wiederholungen, Zeit lassen für »stille« Wiederholungen*]
Ganz ruhig und entspannt, ganz ruhig ...
Der ganze Körper ist angenehm warm ...
Ganz ruhig und entspannt, ganz ruhig ...
Insbesondere in deinem Bauch spürst du die Wärme strömen ...
Der Bauch ist strömend warm ... [*1 bis 2 Wiederholungen, Zeit lassen für »stille« Wiederholungen*]
Ganz ruhig und entspannt, ganz ruhig ...
Lass die Atmung in deinem Rhythmus fließen ... ein und aus ...
Die Atmung ist ruhig und gleichmäßig, es atmet mich ... [*1 bis 2 Wiederholungen, Zeit lassen für »stille« Wiederholungen*]
Ganz ruhig und entspannt, ganz ruhig ...
Die Stirn ist angenehm kühl, der Kopf ist frei und klar ... [*1 bis 2 Wiederholungen, Zeit lassen für »stille« Wiederholungen*]
Ganz ruhig und entspannt, ganz ruhig ...

Genieße diese Ruhe noch ein wenig ... Du spürst, wie die Ruhe und Entspannung dir hilft, dich auf das Wesentliche zu konzentrieren ... In diesem Augenblick fallen dir die sonderbaren Zeichen auf dem alten Schriftstück ein ... Du erinnerst dich an jedes einzelne Zeichen und malst diese mit einer Kreide auf das Tor ... Wie von Zauberhand öffnet sich nun das Tor ... Dahinter findest du einen wundervollen Ort ... es ist ein traumhaft schöner Ort ... so angenehm still ... Hierher kannst du dich jederzeit zurückziehen ... hier fühlst du dich wohl ... kannst entspannen ... zur Ruhe kommen und wieder neu auftanken ... Sicher hast du die letzte Zeit schon gemerkt, dass mit Entspannung im Alltag vieles besser geht ... leichter fällt ...... behalte dies als etwas sehr Kostbares, das nur dir gehört ...

Das ist ein gutes Gefühl ... Langsam gehst du den Weg wieder zurück ... Schritt für Schritt ... Du weißt, dass du jederzeit hierher zurückkommen kannst ... Zufrieden gehst du weiter ... bis zum Wegweiser ... Langsam kehrst du in deinen Alltag zurück ... Du bist um etwas Wertvolles reicher!

[*Rücknahme:*] Arme fest! Tief ein- und ausatmen! Augen auf!«

Im Anschluss an die Nachbesprechung bekommen die Kinder ihren Wegweiser – auf dessen Rückseite eine Übersicht aller Formeln angebracht wurde – mit nach Hause.

8 Begleiterscheinungen

Wichtige Gebrauchsinformation: »Das Autogene Training ist ein hochwirksames Mittel zur Entspannung. Bitte lesen Sie die folgende Gebrauchsinformation aufmerksam, weil sie wichtige Informationen darüber enthält, was Sie bei der Anwendung beachten sollen.«

Diese Worte sind gut bekannt. So oder ähnlich beginnen die Gebrauchsinformationen vieler Arzneimittel. Da es sich beim Autogenen Training um ein »natürliches« Mittel handelt und wir uns hier auf die Begleiterscheinungen beschränken können, ist der »Beipackzettel« weit weniger umfangreich.

Allerdings sollten Sie einen Überblick haben, in jedem Falle aber nachschlagen können, wenn Sie mit Begleiterscheinungen konfrontiert werden. Ganz klar: Alles kann man nicht wissen und in einem Buch kaum erschöpfend beschreiben. Tabelle 8.1 gibt einen umfassenden Überblick über mögliche Begleiterscheinungen.

Nach jedem Training muss nach Empfindungen gefragt werden. Begleiterscheinungen dürfen nicht ignoriert werden. In den meisten Fällen sind sie harmlos, vielfach sogar Anzeichen der eintretenden Entspannungsreaktion, also ganz normal und verschwinden im Verlauf des fortschreitenden Trainings. Eine verständnisvolle, positiv umstrukturierte Erklärung hilft oft weiter. Beispiel Muskelzuckungen: »Muskelzuckungen zeigen dir, dass du auf dem richtigen Weg zur Entspannung bist. Vielleicht erinnerst du dich daran, schon einmal kurz vor dem Einschlafen ein Zucken in den Armen oder Beinen gespürt zu haben, wenn du sehr müde zu Bett gegangen bist« (Vollmar, 1994).

Der Umfang der nachfolgenden Aufzählung mag doch beeindrucken. Das rührt auch von der Unterschiedlichkeit der Menschen und der Vielfalt ihrer Reaktionen her. Selbstverständlich enthält die Aufzählung immer auch ein entsprechendes »Gegenmittel« in Form einer Erklärung oder eines Ratschlages. Darüber hinaus treten diese Begleiterscheinungen ja nicht bei allen Übenden und nicht bei jeder Übung auf.

Generell gilt, dass eine Übung durch teilweise Rücknahme der Entspannung abzuschwächen oder durch die komplette Rücknahme abzubrechen ist, wenn die Begleiterscheinungen zu stark sind. Es gibt auch Begleiterscheinungen, die eine Übung überdauern. Fast immer lösen sich diese schnell auf. Wo dies nicht der Fall ist, muss die Ursache erforscht, gegebenenfalls die verursachende Übung ausgesetzt oder in ganz seltenen Fällen das Autogene Training überhaupt abgesetzt werden.

Begleiterscheinungen können Folge der »inneren« und »äußeren« Übungsbedingungen sein. Das sind z. B. organische oder psychische Erkrankungen, der Beginn der Übung mit gefüllter Harnblase, eine unkorrekte Übungshaltung, beengende Kleidung oder Störungen der Umgebung wie Lärm. Diese Bedingungen, deren Überprüfung obligatorisch ist, können zu jedem Zeitpunkt des Trainings einen Einfluss haben und werden in der nachfolgenden Tabelle nicht noch einmal aufgeführt.

Tabelle 8.1 Begleiterscheinungen

Begleit-erscheinungen	Häufige Ursachen	Häufiger Zeitpunkt	Mögliche Empfehlungen
Angst	► Abwehr des Neuen und Unbekannten	► Beginn oder vor dem Training	► immer Herkunft ergründen (evtl. im Einzelgespräch und/oder mit Eltern)
	► psychische Erkrankung		► als Gegenanzeige ausschließen
	► angstbesetzte Assoziationen	► bei bestimmten Geschichten	► behutsamer Einstieg ► andere, z. B. gemeinsam erarbeitete Geschichten wählen
		► bei Augenschluss	► vorübergehend mit offenen Augen üben
Atemnot	► meist subjektive Empfindung verbunden mit Angst und dem Bedürfnis, kürzer und schneller zu atmen	► Atemübung	► ein-, zweimal ruhig und kräftig durchatmen ► auf passive Einstellung zur Übung achten
Augenlidflattern	► unvollständige Entspannung ► krampfhafter Lidschluss	► häufig bei Anfängern ► Beginn des Trainings	► nicht überbewerten, da passager ► Augen vorübergehend öffnen ► Zusatzformel: »Die Augen sind ruhig«
Benommenheit	► Kreislaufschwankung	► nach dem Training	► intensives »Zurücknehmen«

Tabelle 8.1 (Fortsetzung)

Begleit-erscheinungen	Häufige Ursachen	Häufiger Zeitpunkt	Mögliche Empfehlungen
Darmgeräusche	► Aktivierung der Darmperistaltik	► Bauchübung, häufig auch schon in den vorangegangenen Übungen	► vernachlässigbar, da positives Entspannungszeichen
Einschlafen	► schnelle, intensive Entspannungsreaktion ► Müdigkeit ► allgemeiner Erschöpfungszustand	► im gesamten Training möglich, vor allem bei längerer Übungsdauer	► mehrheitlich positives Zeichen ► Übungen verkürzen
Gefühle des Versinkens oder des Fallens	► individuell unterschiedliche Wahrnehmung der Entspannung, evtl. verbunden mit Kontrollverlust oder anderen Ängsten	► häufig bei Anfängern ► Beginn des Trainings	► physiologische Zusammenhänge erklären ► bei anhaltendem und angstbesetztem Gefühl im Einzelgespräch zu ergründen versuchen
Herzklopfen, Herzrasen	► überstarke vegetative Reaktion ► Folge einer ängstlichen Reaktion	► Herzübung (falls durchgeführt)	► meist Normalisierung im weiteren Trainingsverlauf ► Herzübung kurzfassen ► Formel umstellen, z. B. von Herz auf Puls
Kälteempfindungen	► seltene, gegenläufige vegetative Reaktion	► Wärmeübung	► Übung abbrechen und Schwere und Wärme erneut einstellen

Tabelle 8.1 (Fortsetzung)

Begleit-erscheinungen	Häufige Ursachen	Häufiger Zeitpunkt	Mögliche Empfehlungen
Konzentrations-störungen	► siehe Abschnitt 2.4 (Konzentration)	► häufig bei Anfängern ► bei Personen, die eigens wegen dieser Störung das Autogene Training erlernen wollen	► Gleichmut bewahren ► Aufmerksamkeit zwanglos wieder auf Zielvorstellung zurücklenken
Kopfschmerzen	► extreme Mehr- oder Minderdurchblutung, Verspannungen	► Kopfübung	► Kopfübung auslassen ► Training abbrechen
Kreislauffehlregulationen: z. B. Schwindel, Kopfdruck, Kopfschmerzen, Ohrensausen	► starke vegetative Reaktionen	► Schwere- und/oder Wärmeübung ► häufig in den ersten Stunden ► bei vegetativ leicht reagierenden Personen	► teilweise oder komplette und intensive Rücknahme der Entspannung ► Korrektur der Haltung
Kribbeln	► Weitung der Blutgefäße ► gutes Entspannungszeichen	► Schwereübung, Wärmeübung	► verdient meist keine stärkere Beachtung ► bei starker Reaktion: Rücknahme
Leichtigkeitsgefühl: Gefühl des Schwebens	► unterschiedliche Wahrnehmung der Entspannung, Umschlagen des Schweregefühls	► Schwereübung	► solange das Gefühl angenehm ist, nicht ändern ► als normale, individuelle Reaktion erklären

Tabelle 8.1 (Fortsetzung)

Begleiterscheinungen	Häufige Ursachen	Häufiger Zeitpunkt	Mögliche Empfehlungen
Magen: **z. B. Ziehen, Spannung, Schmerzen, Knurren**	▶ überstarke Reaktion	▶ Bauchübung	▶ Erscheinungen verlieren sich mit der Zeit ▶ bei hartnäckigeren Beschwerden Bauchübung nur kurz trainieren und z. B. auf Atemübung zurückgehen
Müdigkeit	▶ unvollständige Rücknahme	▶ nach dem Training	▶ intensive Rücknahme
Muskelkater	▶ Anstrengung und Anspannung beim Üben	▶ Schwereübung	▶ Motivation bremsen ▶ Konzentration mehr auf Vorstellung verlagern
Muskelzuckungen	▶ beginnende, partielle muskuläre Entspannung	▶ Schwereübung	▶ Sachverhalt als normal erklären, auf ähnliche Phänomene beim Einschlafen verweisen
Pulsieren: **z. B. in den Schläfen, Ohren, am Herzen**	▶ überstarke vegetative Reaktion ▶ Folge einer ängstlichen Reaktion	▶ bei Anfängern ▶ Schwere-, Wärme oder Herzübung (falls durchgeführt)	▶ meist Normalisierung im weiteren Trainingsverlauf ▶ Herzübung kurz fassen
Reaktionen: ausbleibend	▶ mangelnder Trainingszustand	▶ am Anfang ▶ Übungen wie Bauch oder Kopf	▶ Gelassenheit und Geduld

Tabelle 8.1 (Fortsetzung)

Begleit-erscheinungen	Häufige Ursachen	Häufiger Zeitpunkt	Mögliche Empfehlungen
Schmerzen: Kopf, Nacken, Rücken	► Mängel in der Körperhaltung, Verspannung einzelner Muskelpartien	► häufig bei Anfängern	► Korrektur der Körperhaltung ► Training abbrechen
Schweregefühl: ausbleibend	► Ablehnung oder Angst vor der Übung ► Entspannungsreaktion braucht Zeit	► Schwereübung ► häufig bei Anfängern	► evtl. Ablehnung oder Angst erkunden ► Zeit lassen
Schweregefühl: seitenverkehrt oder an nicht beabsichtigter Stelle auftretend	► zu gewissenhafte, angespannte Hinwendung ► unbewusster Widerstand	► Schwereübung ► häufig bei Anfängern	► Erscheinung nicht überbewerten ► Konzentration spielerisch-passiv angehen
Schweregefühl: unangenehm, z. B. Gefühl geschwollener, tauber, plumper Gliedmaßen	► Indiz für eintretende Entspannungsreaktion ► verstärkte Wahrnehmung durch bewusste Hinwendung	► Schwereübung ► häufig bei Anfängern	► nicht überbewerten, Empfindungen lösen sich im weiteren Verlauf des Trainings rasch auf ► der Schwere-Formel das Wort »angenehm« hinzufügen
Schwindel	► Kreislaufschwankung ► zu rasches Aufstehen	► nach dem Training	► intensive Rücknahme
Speichelfluss	► Entspannung der Gesichtsmuskulatur	► bei fortschreitender Entspannung	► Speichel schlucken

Tabelle 8.1 (Fortsetzung)

Begleit-erscheinungen	Häufige Ursachen	Häufiger Zeitpunkt	Mögliche Empfehlungen
Stuhldrang	► Aktivierung der Darmperistaltik	► Bauchübung	► Erscheinung verliert sich mit der Zeit ► bei hartnäckigeren Beschwerden Bauchübung nur kurz trainieren und z. B. auf Atemübung zurückgehen
Wärmegefühl: ausbleibend	► noch unzureichender Trainingszustand	► Wärmeübung	► Wärmegefühl nicht um jeden Preis erzwingen wollen ► weiterer Trainingsverlauf erfolgversprechend ► bleibt Erfolg aus, Fokus auf Ruhe und Schwere setzen
Wärmegefühl: unangenehm, Hitzewallungen, starke Durchblutung des Kopfes, Schweißausbruch, feuchte Hände, Klopfen oder Pulsieren	► überschießende Reaktion ► zu hohe Raumtemperaturen	► Wärmeübung	► Übung kürzer fassen oder auslassen ► der Wärme-Formel das Wort »angenehm« hinzufügen ► Kopfübung (Kühle) vorziehen ► ggf. äußere Bedingungen ändern

Tabelle 8.1 (Fortsetzung)

Begleiterscheinungen	Häufige Ursachen	Häufiger Zeitpunkt	Mögliche Empfehlungen
Wärmegefühl: verzögert	► Gefäßsystem ist noch nicht genug trainiert	► nach der Wärmeübung	► weitere Übungspraxis wird die Erscheinung abschwächen
Wärmegefühl: vorzeitig	► schon fortgeschrittene Entspannungsreaktion	► Schwereübung	► meist positives Zeichen, Konzentration in dieser Phase aber weiter auf Schwere belassen

9 Autogenes Training zu Hause

Der Name deutet es an – das Training entscheidet mit über den Erfolg. Auch bei Kindern reichen ein- bis zweimal wöchentliches Training nicht aus, vor allen Dingen nicht, wenn ein gewichtiger Grund Anlass für das Training ist und ein Erfolg bald und zuverlässig erzielt werden soll.

Die Einstellung, mit der die Kinder nun das häusliche Trainieren angehen, ist sehr wichtig. Mit Hausaufgabenzwang sind wir sicher auf dem falschen Weg, trotzdem muss ein gewisses Maß an Verbindlichkeit sein.

Die ersten Erfolgserlebnisse sind zweifellos die beste Motivation. Aus diesem Grund ist es sinnvoll, das eigenständige Üben erst in der dritten bis vierten Trainingsstunde auf der Basis »Du möchtest dir zu Hause etwas Gutes tun und ich traue dir das auch zu!« einzuführen.

Die Vorbesprechung des häuslichen Trainings ist obligatorisch:

- Wo bzw. in welcher Haltung wird geübt?
- Wie oft und wie lange wird geübt?
- Wichtig: die Rücknahme!
- Wann wird geübt?
- Was kommt in der Geschichte vor?

Die ersten drei Punkte beziehen sich auf die »richtigen Bedingungen«, die für das selbstständige häusliche Üben genauso wie für das angeleitete Üben in der Gruppe gelten.

Tipp

Für ein erfolgreiches Autogenes Training sind die inneren und äußeren Bedingungen entscheidend. Mehr zu den »richtigen Bedingungen« finden Sie im Abschnitt 4.3.

Wir empfehlen, das »Wie oft?« am Anfang offen zu handhaben. Arbeiten Sie schrittweise daran, bis die Kinder regelmäßig, d. h. möglichst täglich üben. Sind die Kinder im Autogenen Training erst einmal erfahren, können sie das Training auch im Wartezimmer des Zahnarztes, auf Autofahrten oder vor dem Fußballspiel einsetzen.

Wann der richtige Zeitpunkt für das häusliche Üben ist, bestimmt der Übende selbst. Ob nach der Schule oder am späten Nachmittag richtet sich nach dem persönlichen Empfinden. Bewährt hat sich auf jeden Fall, einen festen Zeitpunkt für das Autogene Training zu finden und damit den Übungserfolg zu fördern. Es ist ungünstig, immer abends vor dem Einschlafen zu üben. Der erholsame Effekt des Autogenen Trainings bleibt somit im Verborgenen, außerdem werden die Übungen meist nicht vollständig durchgeführt, weil der Schlaf dem zuvorkommt. Auf diese Weise gehen Trainingseffekte verloren.

Was kommt in der Geschichte vor? Das Kind entscheidet über eine kürzere oder längere Fassung. Die meisten Kinder lehnen sich an die Inhalte der jeweiligen Kursstunde an. Bei entsprechender Fantasie suchen sie sich sehr schnell ihre eigenen Wege. Dem kann man positiv gegenüberstehen. Oft entwickeln die Kinder dabei bereits ihr ganz persönliches Autogenes Training. Aufgepasst heißt es allerdings, wenn aus dem Flug mit dem Heißluftballon plötzlich eine aufregende Jagd mit dem Düsenjet wird. Sprechen Sie dann noch einmal darüber, worauf es bei der Geschichte ankommt.

Tipp

Warum die Struktur der Geschichten wichtig ist und was sonst noch zu beachten ist, beschreibt der Abschnitt 5.2.

In jedem Fall lohnt eine detaillierte Besprechung von Rahmen und Inhalt des häuslichen Übens.

Die Formeln des Autogenen Trainings richten sich nach dem Stand der Gruppe bzw. dem Fortschritt des Kindes. Die Kinder, die schon schreiben können, machen sich gerne kleine Spickzettel mit der neu eingeführten Formel. Wichtig ist, dass das eigentliche Autogene Training seinen festen Bestand hat.

Rückmeldebogen: Mein Autogenes Training

Name: ______________________________

Tag	Uhrzeit	Wie ging es mir ...	Was war heute besonders?
Montag Datum:		vor der Übung: ☺ 😐 ☹ während der Übung: ☺ 😐 ☹ nach der Übung: ☺ 😐 ☹	✎
Dienstag Datum:		vor der Übung: ☺ 😐 ☹ während der Übung: ☺ 😐 ☹ nach der Übung: ☺ 😐 ☹	✎
Mittwoch Datum:		vor der Übung: ☺ 😐 ☹ während der Übung: ☺ 😐 ☹ nach der Übung: ☺ 😐 ☹	✎
Donnerstag Datum:		vor der Übung: ☺ 😐 ☹ während der Übung: ☺ 😐 ☹ nach der Übung: ☺ 😐 ☹	✎
Freitag Datum:		vor der Übung: ☺ 😐 ☹ während der Übung: ☺ 😐 ☹ nach der Übung: ☺ 😐 ☹	✎
Samstag Datum:		vor der Übung: ☺ 😐 ☹ während der Übung: ☺ 😐 ☹ nach der Übung: ☺ 😐 ☹	✎
Sonntag Datum:		vor der Übung: ☺ 😐 ☹ während der Übung: ☺ 😐 ☹ nach der Übung: ☺ 😐 ☹	✎
Kreise den Tag ein, an dem du eine Übung machst.	Zeichne die entsprechende Uhrzeit ein.	Male das jeweilige Gesicht an!	Hier kannst du einige Stichworte zur jeweiligen Übung aufschreiben.

Abbildung 9.1 Rückmeldebogen

Gibt es eine Nachbesprechung beim häuslichen Üben?

Ein Feedback ist nach jeder Übung wichtig und sollte deshalb – gleichwohl in anderer Form – auch nach den häuslichen Übungen erfolgen. Rückmeldebögen sind dabei eine Hilfe (s. Abb. 9.1). Ohne großen Aufwand können sich die Kinder spielerisch einige Notizen zu den jeweiligen Übungen machen. Mit dieser kleinen Gedankenstütze werden die Übungen zu Beginn der nächsten Trainingsstunde besprochen.

Kinder, die noch nicht schreiben können, lassen sich von den Eltern helfen.

10 Eltern-FAQs – aus dem wirklichen Leben

Eltern, deren Kinder das Autogene Training erlernen, haben vielfältige Fragen. Hier folgt eine Zusammenstellung von besonders häufig gestellten Fragen:

Kann ich mit meinem Kind üben?
Ziel des Autogenen Trainings ist es, dass die Kinder es allein und unabhängig ausüben können. Deshalb sollten Eltern ihre Kinder erst einmal allein trainieren lassen. Mitunter heißt das für die Eltern, sich in Geduld zu üben und auch nicht vorschnell nach dem Erfolg zu schielen.

In jedem Fall aber können die Eltern unterstützend tätig werden. Sie können Vorbild sein und selbst das Autogene Training erlernen und ausüben, sie können an das regelmäßige Training erinnern, helfen, Störungen zu verhindern, z. B. andere davon abhalten, das Zimmer zu betreten, oder das Telefon stumm schalten, oder durch interessiertes Nachfragen, Zuhören und Gespräche motivieren.

Bevor es gar nicht anders geht, können die Eltern auch mit dem Kind üben. Vorlesen steht bei vielen Kindern hoch im Kurs. Das elterliche Mitwirken sollte aber nicht ohne Information, Instruktion, letztendlich nicht ohne Einverständnis und den Austausch mit dem Trainer geschehen.

Gibt es eine CD zu den Übungen?
Es besteht die Möglichkeit, in Verbindung mit dem Buch die vertonten Instruktionen zu den Entspannungsgeschichten und Übungen über die Beltz-Homepage herunterzuladen (s. Hinweise zu den Online-Materialien im Anhang). Es gilt aber auch hier der Hinweis (vgl. oben), dass das Ziel des Autogenen Trainings – es beizeiten allein und unabhängig auszuüben – gemeinhin nachhaltiger ohne Hilfsmittel erreicht wird.

Was kann ich tun?
Die Frage zielt auf das, was über das Autogene Training hinaus noch getan werden kann oder muss. Mitunter ist der Trainer die erste psychologische Fachkraft, mit der Eltern ihrer Kinder wegen in Kontakt treten. Nicht selten wird die Frage auch zwischen »Tür und Angel« gestellt. Die Eltern zeigen sich aber verständig, wenn sie hören, dass es mit einer Antwort auf die Schnelle bei weitgehender Unkenntnis des Kindes nicht getan ist und ein einigermaßen fundierter Rat – wenn überhaupt – nur im Rahmen eines ausführlichen Gesprächs gegeben werden kann. Der Rat, der allgemein, aber auch speziell zur Unterstützung des Autogenen Trainings gut ist und für den immer Zeit bleibt, ist das Kind gerade jetzt wertzuschätzen, es zu akzeptieren, wie es ist, Verständnis für die psychische Situation und die Gefühle des Kindes zu entwickeln und zu zeigen und Vertrauen in die selbstregulierenden Kräfte des Kindes zu setzen.

Darf ich im Kurs dabei bleiben?
Hinter dieser Frage verbergen sich oft Sorgen oder Ängste der Eltern, die meist größer sind als die der Kinder: Kommt das Kind allein zurecht mit der neuen Situation, versteht das Kind, was es da machen soll, ist es mutig genug, sich zu melden, wenn es z. B. auf die Toilette muss, etc.?

Die Frage, ob Mutter, Vater oder eine andere nahestehende Bezugsperson während des Trainings dabei bleiben darf, hat sich in den meisten Fällen nach dem ersten Termin erledigt. Gibt es doch größere Bedenken, kann der Vorschlag helfen, dass Mama oder Papa zwar »draußen«, aber doch in unmittelbarer Nähe wartet.

Kann jedes Kind das lernen?
Mitunter steckt dahinter die Frage: Kann *mein* Kind das Autogene Training erlernen? Hier kommen die Ausführungen über Alter, Entwicklung, Indikationen bzw. Kontraindikationen im Abschnitt 4.1 zum Tragen. Nicht jedes Kind bringt die Voraussetzungen mit. In Grenzfällen ermutigen wir jedoch zur Teilnahme.

Kann ich Geschwisterkinder in denselben Kurs schicken?
Wenn, dann geht es um zwei Geschwister, selten um drei. Dabei sind unzählige Konstellationen vorstellbar. Während ein kleineres Geschwisterkind sich im »Schutze« des älteren wohler fühlt, findet es ein anderes nervig, wenn immer ein »Aufpasser« dabei ist – um nur ein Beispiel zu nennen. Manchmal spielen äußere Gründe eine Rolle, z. B. dass die Eltern zuhause niemanden haben, der sich derweil um das oder die anderen Kinder kümmert. Das kann, muss aber nicht problematisch sein. Sehr wohl können Kinder, die das Autogene Training nicht »nötig« haben, Gefallen am Autogenen Training finden und davon profitieren. Insgesamt kann man die Frage »Kann ich alle meine Kinder schicken?« mit »Warum nicht, wenn die Voraussetzungen sonst stimmen?« beantworten (s. Abschn. 4.1).

Was passiert im Autogenen Training eigentlich?
Obwohl das Autogene Training inzwischen einen hohen Bekanntheitsgrad hat und es in Hülle und Fülle Möglichkeiten zur Information gibt, wird diese Frage gestellt, die zu Recht auch so lauten könnte: Was geschieht mit meinem Kind in diesem Autogenen Training genau? Informationen vorab sind hilfreich, sie schaffen Transparenz und beseitigen Unsicherheit. Informationen über das Autogene Training, wie es in diesem Buch vorgestellt wird, klären darüber auf, was gemacht wird, wie vorgegangen wird, um in der Trainingsstunde »anzukommen«, dass vor allem spielerisch in das Thema eingeführt und der Inhalt in Bildform verarbeitet wird. Ebenso darüber, dass das Autogene Training über Geschichten vermittelt wird und immer ausreichend Zeit für Gespräche bleibt.

Mein Kind hat häufig Migräne, Bauchschmerzen etc. Ist durch das Autogene Training eine Besserung zu erzielen?
Derlei Fragen sind wichtig, sind sie doch für den Trainer auch Hinweis auf mögliche Beeinträchtigungen während der Kursstunde. Bei aller Vorsicht sind diese Fragen vor allem bei psychovegetativ bedingten Beschwerden in der Regel zu bejahen.

Hilft das Autogene Training bei Hyperaktivität?
Ein paar Vorbemerkungen: Die AOK (Schröder et al., 2014) analysierte ärztliche Diagnosen aus dem ambulanten und stationären Bereich sowie entsprechende Arznei- und Heilmitteltherapien von bundesweit 3,5 Millionen AOK-versicherten Kindern und Jugendlichen mit dem Ergebnis, dass sich bei den Drei- bis 17-Jährigen im Zeitraum 2006 bis 2012 die Aufmerksamkeitsdefizit- / Hyperaktivitätsstörung (ADHS) bzw. Hyperkinetische Störung (HKS) als eine der häufigsten Störungen der Entwicklung herausstellte. Darüber hinaus hat die Analyse gezeigt, dass sich die ADHS / HKS in besagtem Zeitraum geradezu verdoppelt hat, und das bei Jungen und bei Mädchen und in allen Altersgruppen. Diese AOK-Ergebnisse decken sich mit anderen seriösen Studienergebnissen. Jedoch ergibt sich daraus ein Problem: Die Zahl der »Zappelphilippe« hat in den letzten Jahren so sehr zugenommen, dass sich die Frage aufdrängt, ob wirklich so viele Kinder eine ADHS bzw. eine HKS haben.

So ist bei elterlichen Mitteilungen, ihr Kind sei hyperaktiv, Vorsicht geboten. Klarheit bringt letztendlich nur eine eingehende professionelle Diagnostik durch einen Arzt, Facharzt oder Psychotherapeuten, der sich mit diesen Störungen gut auskennt. Er kennt die Symptome (DIMDI, 2015b; APA, 2014; Petermann, 2000) und Komorbiditäten (Petermann, 2000) in allen ihren Facetten und stellt die Diagnose sicher.

Die Antwort auf die zurzeit häufig gestellte Eingangsfrage: Bei einer ausgeprägten Aufmerksamkeitsdefizit- / Hyperaktivitätsstörung (ADHS) bzw. Hyperkinetischen Störung (HKS) hilft das Autogene Training nicht, es kann sogar kontraindiziert sein. Leitlinien empfehlen dann eine multimodale Behandlung, die die Aufklärung und Beratung der Eltern, Interventionen in Kindergarten oder Schule, die Psychotherapie und – falls erforderlich – die Pharmakotherapie umfasst (s. a. Döpfner et al., 2011).

Liegen nur einzelne oder weniger ausgeprägte Symptome der Störung vor, können Übungen des Autogenen Trainings helfen. Insbesondere die Konzentrationsübungen und Übungen des Autogenen Trainings, die – wie in diesem Buch – in Geschichten eingebettet sind, haben sich bewährt.

Bewirkt das Autogene Training etwas bei Konzentrationsstörungen?
»Die Steigerung der Konzentration ist ein erklärtes Ziel des Autogenen Trainings« heißt es oben. Weil dies ein zentrales Thema ist, verweisen wir auf Abschnitt 2.4 mit seinen Ausführungen zur Konzentration allgemein und der speziellen Konzentration im Autogenen Training.

11 Für Fortgeschrittene – Formelhafte Vorsatzbildung

11.1 Was ist eine formelhafte Vorsatzbildung?

Bei der formelhaften Vorsatzbildung handelt es sich um einen (Vor-)Satz, der auf eine besondere Art formuliert ist und den Charakter der Selbstsuggestion hat (Kruse & Haak, 1997). Viele Menschen kennen dies eher in Form negativer Selbstgespräche wie: »Das kann nie gutgehen«, »Das schaffe ich sowieso nicht« oder »Es trifft immer mich«. Wer mit einem solchen Vorsatz an eine Sache herangeht, läuft Gefahr, weniger Erfolg damit zu haben. Formelhafte Vorsatzbildung dagegen ist positiv ausgerichtet und zielt in den meisten Fällen auf die Veränderung von störendem Verhalten und Gewohnheiten und die Mobilisierung wünschenswerter Einstellungen. Besonders bewährt haben sich die formelhaften Vorsatzbildungen bei Kindern mit

- Selbstunsicherheit und Minderwertigkeitskomplexen,
- Konzentrationsschwierigkeiten,
- Schulproblemen wie Leistungsabfall und Prüfungsangst,
- Nervosität und Überaktivität,
- Schlafstörungen,
- Sprechstörungen wie Lispeln oder Stottern.

Schultz hat die formelhafte Vorsatzbildung empfohlen und sie als Teil der Unterstufe des Autogenen Trainings beschrieben. Von Schultz stammt auch der Begriff »wandspruchartige Leitsätze«, andere Autoren sagen nur Leitsätze oder Vorsätze dazu, wieder andere sehen in ihnen die Oberstufe des Autogenen Trainings. Unabhängig von der Definition teilen wir die Meinung der meisten Autoren, dass die formelhafte Vorsatzbildung eines der wichtigsten Elemente des Autogenen Trainings ist.

11.2 Ist das nicht alles ein wenig obskur?

Während allgemein noch verständlich ist, dass durch gedankliche *Vor*stellung entsprechende körperliche Prozesse *nach*folgen, erscheint die Behauptung, dass das auch beim Verhalten, bei Gewohnheiten oder Einstellungen funktioniert, vielen Menschen verdächtig. Es ist richtig, dass der Vorsatz »Mein Wissen fließt mir aus dem Füller, die Arbeit wird zum Knüller« noch keine Garantie für eine gute Note ist. Aber er kann helfen, dass das Kind weniger nervös, konzentrierter und stärker im Erinnerungsvermögen sein Wissen auch zu Papier bringt – vorausgesetzt, es hat sich das Wissen vorher angeeignet.

Die Vorsatzbildungen haben ihre Vorläufer in den posthypnotischen Aufträgen. Von dort ist belegt, dass mit zunehmender Tiefe der Gesamtumschaltung auch die Wirkung der Vorsätze zunimmt. Im Entspannungszustand können tiefere Schichten des Bewusstseins erreicht werden. Der Mensch ist prägenden Einflüssen zugänglicher. Der Vorsatz bleibt haften und es entwickelt sich eine Tendenz zur Verwirklichung in Situationen, in denen eine Korrektur von Denken oder Verhalten erwünscht ist.

11.3 Wie komme ich zu einem guten Vorsatz?

Damit formelhafte Vorsatzbildungen wirksam sind, sollten sie weitgehend folgenden Kriterien entsprechen:

- In jedem Fall muss der Vorsatz dem wirklichen Bedürfnis des Kindes entsprechen! Der Vorsatz darf nie dem Selbstzweck der Eltern dienen.
- Der Vorsatz wirkt nur, wenn er auf ein einzelnes, eindeutiges Ziel gerichtet ist!
- Kurze Vorsätze haben sich bewährt. Der Vorsatz kann sogar auf ein Wort reduziert sein.
- Der Vorsatz soll positiv formuliert sein. »Ich bin mutig« ist besser als »Ich habe keine Angst«.
- Der Vorsatz soll in der Gegenwartsform gestaltet sein – die Zukunft ist zu unverbindlich.
- Für viele Kinder ist es hilfreich, wenn der Vorsatz bildhaft ist und die Fantasie anregt: »Ich schlafe wie ein Murmeltier.«
- Wenn der Vorsatz in Versform oder rhythmisch gestaltet ist, bleibt er besser in Erinnerung. Beispiele: »Konzentriert geht's wie geschmiert«, »Ich bin ruhig und still, weil ich es will«.
- Der Vorsatz kann durchaus ein Lächeln hervorrufen: »Wohlige Wärme durchströmt mein Gedärme« oder »Ich gebe dem Tag den Rest und schlafe tief und fest« – es entspannt und schafft Distanz zum Problem.
- Das angestrebte Ziel muss realistisch sein. Es gibt konstitutionelle Grenzen, körperlich wie seelisch-geistig. Um es an einem Beispiel aus dem Schulsport zu verdeutlichen: Bei einem kleingewachsenen Kind ist eine Leistungssteigerung vorstellbar, aber auch der beste Vorsatz dürfte zu Einstellung des Hochsprungrekords seiner Altersklasse nicht reichen.

Auch bei der formelhaften Vorsatzbildung bestätigen Ausnahmen die Regel (Thomas, 1989). Man sollte Kinder, die an ihrer Formel festhalten, Zugeständnisse machen. Kinder überraschen immer wieder mit Formulierungen, die kaum einem der genannten Kriterien entsprechen. Die Kriterien oben sind zwar Empfehlungen jahrelanger Praxis und Forschung, im Einzelfall sollte jedoch die ganz persönliche, kindliche Gestaltung und nicht dogmatische Vorgaben über den Wert eines Vorsatzes entscheiden.

11.4 So sag ich es den Kindern

Das Verständnis ist ein Erfolgsfaktor. Die meisten Kinder verstehen sehr schnell, um was es geht, und sind dann an einer raschen Umsetzung der formelhaften Vorsatzbildung interessiert.

»Ihr habt jetzt schon sehr viel erreicht mit dem Autogenen Training. Ihr habt erfahren, dass, wenn ihr euch bestimmte Dinge vorstellt, euer Körper reagiert. Ihr werdet ruhiger, entspannter, konzentrierter oder fühlt euch einfach nur wohl – und das immer zuverlässiger, je mehr ihr trainiert. Schon bis jetzt habt ihr besondere Formulierungen kennengelernt wie ›Beide Arme sind ganz schwer‹ oder ›Die Atmung ist ruhig und gleichmäßig – es atmet mich‹. Genauso funktioniert das auch, wenn ihr euch einen eigenen Satz aussucht und den beim Autogenen Training einfügt – einen Satz, der noch viel mehr bewirken kann als das, was ihr schon erreicht habt. So kann der Satz helfen, eine lästige Angewohnheit, ein blödes Verhalten oder störende Gedanken loszuwerden« (Hennig, 2003).

Fast immer fördern Beispiele das Verständnis:

»Stellt euch vor, ein Kind bekommt ständig zu hören: ›Das kommt halt davon, dass du dir nichts zutraust‹, ›Du musst dich halt besser konzentrieren‹, ›Reiß dich doch ’mal zusammen‹, oder noch schlimmer, das Kind sagt solche Sätze laut oder in Gedanken zu sich selbst. Was glaubt ihr, was passieren wird? Es wird bald die Lust verlieren, mutlos werden, schlecht abschneiden oder es erst gar nicht mehr probieren. Erwachsene sagen dann, dass es dem Kind an Mut, Konzentration bzw. Selbstbewusstsein fehlt. Das wieder herzustellen gelingt aber eher mit Sätzen wie ›Du schaffst es‹, ›Konzentriert geht's wie geschmiert‹ oder ›Was ich mache, ich bleibe bei der Sache‹. Und irgendwann, wenn das Training von Entspannung zusammen mit dem Vorsatz gut geklappt hat, dann wird das funktionieren wie mit dem Lesen. Einmal gelernt, muss man immer lesen, wenn man etwas Geschriebenes sieht. Ihr werdet euch euren Satz gut merken können und er wird, ohne dass ihr etwas dazu tun müsst, immer dann wirken, wenn ihr ihn benötigt.«

11.5 Alles schön der Reihe nach!

»Schön der Reihe nach!« heißt für die erste Stunde mit der Vorsatzformel:
(1) Benennen, was mit dem formelhaften Vorsatz positiv beeinflusst werden soll,
(2) den Vorsatz formulieren,
(3) trainieren und
(4) die Übung nachbesprechen.

(1) Die Kinder werden angehalten, sich zu überlegen, welche Angewohnheit oder welches Verhalten sie stört und mit welchen negativen Selbst- oder Fremdaussagen dies verbunden ist.

Gelegentlich ist das ist in der Praxis weniger schwierig als erwartet. Die meisten Kinder wissen genau, warum sie das Autogene Training aufgesucht haben, und können das gut benennen. Unterstützend empfehlen wir, die Kinder die Situation, die sie verändern wollen, malen zu lassen (Vollmar, 1994).

(2) Im nächsten Schritt suchen die Kinder einen positiven Satz als »Gegenmittel«. Der Trainer gibt einen beispielhaften Satz vor und erklärt dabei, nach welchen

Kriterien er den Satz gewählt hat. Ansonsten ist er eher zurückhaltend, zumal die Kinder bei der Ausarbeitung der formelhaften Vorsatzbildungen gerne behilflich sind. Einige Kinder sind sogar sehr engagiert, wenn es darum geht, anderen mit einem Vorschlag helfen zu können. Die gemeinsame Beratung eröffnet zudem die Chance, sich auszusprechen. Eine visuelle Unterstützung dadurch, dass der Satz auf eine Tafel, ein Plakat oder nur ein Blatt Papier geschrieben wird, ist hilfreich. Der individuelle formelhafte Vorsatz ist nun fertig.

Im Anschluss daran sollen sich die Kinder die neue, zum Vorsatz passende ideale Situation im wahrsten Sinne des Wortes »ausmalen«. Das erfordert Zeit und sollte möglichst detailliert erfolgen. Es ist wichtig, dass sich die Kinder dabei mitteilen, z. B. welche Gedanken, Gefühle, ja sogar Sinneseindrücke mit dieser positiven Situation verbunden sind. Gemälde und Aussprache fördern die spätere Visualisierung, also die bildhafte Vorstellung des Satzinhaltes, maßgebend. Dabei dient die Visualisierung der optischen Verdeutlichung des Vorsatzes.

(3) Die Kinder sind es von den Geschichten zum Autogenen Training her gewohnt zu visualisieren. Am Anfang des Trainings wurden die Bilder wesentlich durch die jeweiligen Geschichten provoziert. Aber auch später, nach dem Wegfall der Geschichten, visualisieren Kindern häufig. Hintergrund ist die Tatsache, dass Kinder spontan viel stärker mit der dafür verantwortlichen rechten Gehirnhälfte reagieren als Erwachsene. So ist es grundsätzlich nichts Neues, wenn im folgenden Training nach der Einstellung von Schwere, Wärme und einer ruhigen und gleichmäßigen Atmung die Kinder den neu formulierten persönlichen Vorsatz in Gedanken dreimal wiederholen und sich dabei die ideale Situation bildhaft vorstellen.

(4) Die formelhafte Vorsatzbildung ist eine sehr persönliche Angelegenheit. Allein die Erarbeitung des individuellen Vorsatzes kann mehr »verraten«, als was ein Kind über sich im bisherigen Training schon geäußert hat. Deshalb verweisen wir auf den im Abschnitt 6.4 schon beschriebenen, besonders schützenden Rahmen. Die Nachbesprechung des Trainings mit formelhaften Vorsätzen erfordert Zeit und Sorgfalt. Weitere wichtige Aspekte unter Punkt 4 des nächsten Abschnitts.

11.6 Die Trainingseinheit

Die gesamte Trainingseinheit mit der formelhaften Vorsatzbildung kann der bewährten Struktur folgen. Einzig der Punkt 5 »Symbol« fehlt, was gewollt ist. An dieser Stelle haben die Kinder ja nun ihren individuellen Vorsatz.

(1) Der Beginn als Zeit, um »anzukommen«

(2) Die Einführung in das Thema »Formelhafte Vorsatzbildung«
Ist die Gruppe groß, muss ein erhöhter Zeitbedarf für die Findung des formelhaften Vorsatzes eingerechnet werden.

(3) Das Training
Für das Training hat sich die Vorgehensweise »Schwere, Wärme, Atmung, formelhafte Vorsatzbildung« bewährt. Das Training selbst soll 15 bis 20 Minuten dauern und davon der formelhaften Vorsatzbildung die meiste Zeit belassen.
(4) Die Nachbesprechung
Bei der Nachbesprechung muss das Augenmerk darauf gelegt werden, dass die bildhafte Vorstellung positiv getönt war. Es ist jedoch nichts Ungewöhnliches, wenn jahrelange negative Erfahrungen mit Verhaltensweisen oder Gewohnheiten die ersten Versuche positiver Visualisierung beeinträchtigen. Es ist auch akzeptabel, wenn ein Kind zu diesem Zeitpunkt noch kein Bild vor dem inneren Auge hat. Vielleicht entsteht dies erst im Verlauf des weiteren, auch häuslichen Trainings. In diesem Fall kann dem Kind mit dem Rat geholfen werden, nur den formelhaften Vorsatz zu wiederholen und sich weniger ein Bild vorzustellen. Andere Kinder dagegen sehen sehr schnell, teils auch recht klare einzelne Bilder oder Bilder gleich einem ablaufenden Film. Manchmal tauchen auch ganz andere Bilder auf als besprochen und gemalt.
(5) Der Abschluss

Organisatorisch wird die formelhafte Vorsatzbildung sehr unterschiedlich behandelt. So wird sie gerne unmittelbar an die klassischen Übungen »Schwere« bis »Kopf« z. B. als siebte und achte Trainingseinheit angehängt, was – insbesondere bei großen Gruppen – sehr verkürzt ist. Wenn diese Variante bevorzugt wird, sollte der gesamte Kurs mindestens zehn Termine umfassen. Ansonsten sollte die formelhafte Vorsatzbildung als eigenes erweitertes Training angeboten werden.

... und nicht vergessen!

- Erst mit Vorsatzbildungen arbeiten, wenn das Kind die Grundübungen des Autogenen Trainings sicher beherrscht, d. h. relativ zuverlässig die vegetative Gesamtumschaltung herbeiführen kann und gut entspannt ist.
- Kinder mit stark abweichendem Verhalten gehören in die Hände des Kinderpsychotherapeuten. Eventuell kann das Autogene Training mit Vorsatzbildung nach Absprache mit dem Therapeuten als begleitende Maßnahme erfolgen.
- Bei allen ernsten Vorsätzen: Das Training muss Freude bereiten.

Die Aussichten

Die Aussichten sind glänzend. Durch die Erarbeitung und das Einüben eines individuellen Vorsatzes wird das Autogene Training für viele Kinder jetzt erst zu *ihrem* Training. Die formelhafte Vorsatzbildung unterstützt die Erfahrung, sich selbst helfen zu können.

11.7 Beispiele formelhafter Vorsatzbildungen

Die folgenden Beispiele tauchen in der Literatur (Hennig, 2003; Kruse, 1992; Lindemann, 1995; Vollmar, 1994) immer wieder auf, da sie sich bewährt haben. Die Beispiele werden gerne als Vorschläge gemacht. Am wirkungsvollsten aber sind die Vorsatzbildungen, die die Kinder selbst formulieren.

Einschlafen

- Die Augen sind müde und schwer, ich schlafe wie ein Bär.
- Gedanken legen sich zur Ruh', dann fallen mir die Augen zu.
- Ich schlafe ein, so wird es sein.

Konzentration

- Was ich auch mache, ich bleib bei der Sache.
- Konzentriert geht's wie geschmiert.
- Ich bin sicher, ruhig und frei, die anderen stören mich nicht dabei.
- Ich sitze jetzt ganz still, weil ich das so will.
- Aufpassen wichtig, dann mach' ich es richtig.
- Nicht so flüchtig, lieber richtig.

Ruhe

- Ich bin ganz ruhig und gelöst.
- Ich bin und bleibe ruhig.
- Ich spüre die Ruhe, was ich auch tue.
- In der Ruhe liegt die Kraft.
- Ruhe und Stille, das ist mein Wille.

Das Selbst

- Mit Mut geht's gut.
- Neues macht mir Spaß, denn ich kann das.
- Ich lasse los, denn ich bin groß.
- Ich schaue mich im Spiegel an und sehe, dass ich stark sein kann.
- Überall und jederzeit Sicher- und Geborgenheit.

Sonstige

- Ich schau mir meine Nägel an, doch kauen tu ich nicht mehr dran.
- Meine Blase ist leer, ich muss nicht mehr.
- Ich spreche langsam und klar, der Inhalt ist wahr.
- Die Hände bleiben trocken und auch meine Socken.
- Richtig schnaufen, besser laufen.
- Alles sofort an den richtigen Ort.
- Brille schön zum besser Seh'n.

IV Exkurs

12 Progressive Muskelentspannung – eine Sequenz

Eine ganze Reihe von Autoren haben das Autogene Training der Progressiven Muskelentspannung gegenübergestellt und eine Kombination nicht ausgeschlossen. Die Begründung liegt in erster Linie in der Feststellung, dass das Autogene Training als konzentrative Selbstentspannung mit seinem Nutzen aus der formelhaften Vorsatzbildung deutlich längere Effekte aufzeigt, während die Progressive Muskelentspannung mit der körperlichen Aktivität durch die Anspannung der Willkürmuskulatur insbesondere für sehr »kopflastige« Menschen leichter erlernbar ist.

Es gibt viele Kinder, die sich selbst einem sehr hohen Leistungsdruck aussetzen, alles besonders richtig machen wollen und sich nicht in spielerischer und gelassener Weise auf die Formeln des Autogenen Trainings einlassen können, sondern »angestrengt« auf die Suche nach Entspannung gehen. »Der Arm wird einfach nicht richtig schwer« ist dann ein beispielhaftes Ergebnis. Darüber hinaus gibt es nicht wenige Kinder, denen es aufgrund einer motorisch starken Unruhe schwerfällt, sich auf das rein mentale Autogene Training zu konzentrieren und den damit verbundenen »Suggestionen« des Trainers zu folgen. In solchen Fällen hat sich die Integration der Progressiven Muskelentspannung vor allem am Anfang des Autogenen Trainings als hilfreich erwiesen. So kann diese Technik als Ergänzung und zum Einüben der Schwereempfindung vorangestellt und so die Fähigkeit, körperliche Prozesse wahrzunehmen, gesteigert werden. Allerdings haben wir mit Kindern die Erfahrung gemacht, dass eine kurze Sequenz der Progressiven Muskelentspannung für diese Zwecke ausreichend ist.

Die Progressive Muskelentspannung wurde in den 1930er-Jahren von Edmund Jacobson entwickelt. Sie ist also ähnlich alt wie das Autogene Training, in der westlichen Welt ähnlich weit verbreitet. Die Progressive Muskelentspannung ist wie das Autogene Training ein Entspannungsverfahren und zielt ebenso u. a. darauf ab, psychisches Angespanntsein, körperliche Verspannungen und vegetative Reaktionen auf Stressoren (Olchewski, 1994) zu mildern. Jacobson stellte fest, dass sich aufgrund psychischer und emotionaler Vorgänge andauernde Verspannungen oder sogar regelrechte Muskelpanzer aufbauen. Im Umkehrschluss folgerte er, dass sich eine Entspannung der Muskulatur günstig auf die Psyche und emotionale Verfassung auswirken sollte. Nach der Lehre von Jacobson wird beinah die gesamte Skelettmuskulatur – zu verschiedenen Gruppen zusammengefasst – nacheinander bewusst angespannt und anschließend schlagartig entspannt (Bernstein & Borkovec, 2013; Petermann & Vaitl, 2009).

Da die Progressive Muskelentspannung im Rahmen unseres Autogenen Trainings nur eine Hilfestellung darstellt, ist es ausreichend, eine kurze Übung nur an den Händen und Armen durchzuführen. Eine Langform der Progressiven Muskelentspannung und ein Beispiel für eine Instruktion erhalten Sie in den folgenden Abschnitten und im Arbeitsmaterial.

Die folgende Anwendung sollte den Kindern zuerst einmal vorgeführt werden. Sie kann dann direkt vor dem Autogenen Training in der entsprechenden Haltung und nach einer kurzen Einleitung eingesetzt werden.

1. Phase [*Anspannung; ca. 7 bis 8 Sekunden*]

»Lenke deine Aufmerksamkeit auf deine Arme, balle deine Hände zu einer Faust, spanne deine Muskeln an und beuge deine Ellenbogen ... Jetzt! ... Spannung wahrnehmen ... dabei einfach weiteratmen ... Halte die Spannung noch ein wenig ... und ...«

2. Phase [*Spannung plötzlich lösen*]

»Loslassen!«

3. Phase [*Entspannung; ca. 15 bis 20 Sekunden*]

»Arme und Hände ganz locker lassen ... Nimm den Unterschied zur Anspannung wahr ... nur spüren, was da ist ... Vielleicht ist da ein Gefühl der Schwere oder manchmal auch der Wärme ... Es kann sich ein angenehmes Gefühl der Entspannung ausbreiten ... Lass deine Atmung dabei einfach weiterfließen ...«

Die Muskelanspannung (1. Phase) sollte deutlich spürbar, aber keinesfalls schmerzhaft sein. Das Loslassen (2. Phase) geschieht nicht allmählich, sondern schlagartig. Dabei fallen die Arme auf die Oberschenkel bzw. die Unterlage zurück. Die Übung kann drei- bis viermal wiederholt und dann übergangslos in das Autogene Training eingestiegen werden. Dieser Vorgang wird entweder durch den Trainer instruiert oder kann später vom Kind auch selbst veranlasst werden kann.

Die Rückmeldungen der Kinder über Schwierigkeiten, wie sie oben genannt wurden, entscheiden über den Einsatz dieser Sequenz der Progressiven Muskelentspannung. Häufig ist Unruhe der Grund dafür. Dann kann eine Vereinbarung mit der »Erlaubnis zur Bewegung« viel bewirken. Stellt das Kind bei sich starke Unruhe fest, kann es auch während des Autogenen Trainings selbstständig und im Stillen besagte Sequenz einfügen und dem Drang nach Bewegung so auf sinnvolle Weise nachgeben. Beobachtet der Trainer die Unruhe, gibt er dem Kind ein vereinbartes Zeichen zur Durchführung der Sequenz.

12.1 Progressive Muskelentspannung – Übungen der Langform

Arme und Hände

(1) Dominante Hand und Unterarm	► Hand zur Faust ballen
(2) Dominanter Oberarm	► Ellenbogen anwinkeln
(3) Nicht-dominante Hand und Unterarm	► Hand zur Faust ballen
(4) Nicht-dominanter Oberarm	► Ellenbogen anwinkeln

Kopf und Gesicht

(5) Stirn und Kopfhaut	▶ Augenbrauen hochziehen und dabei die Stirn in horizontale Falten legen ▶ oder: Augenbrauen zusammenziehen, sodass auf der Stirn tiefe senkrechte Falten (»Zornesfalten«) entstehen
(6) Augen und obere Wangenpartie	▶ Augen zusammenkneifen und die Nase nach oben ziehen (»rümpfen«)
(7) Untere Wangenpartie, Kiefer, Mund	▶ Zähne aufeinander beißen, Lippen aufeinander pressen, Zunge nach oben gegen den Gaumen drücken
(8) Hals und Nacken	▶ Kopf etwas einziehen und nach hinten drücken ▶ oder: Kopf nach vorne auf die Brust ziehen ▶ oder: Kopf leicht geneigt nach rechts (bzw. links) drehen, das Kinn zeigt jeweils zur rechten (bzw. linken) Schulter ▶ oder: Kopf mit dem Gesicht nach unten zur rechten (bzw. linken) Schulter neigen (»Das Ohr auf die Schulter legen«)

Rumpf

(9) Schultern und obere Rückenpartie	▶ Schultern hochziehen (zu den Ohren) ▶ oder: Schulterblätter nach hinten unten drücken (»als wollten sich die Schulterblätter berühren«) ▶ oder: Schultern nach vorne vor die Brust ziehen
(10) Untere Rückenpartie	▶ leichtes Hohlkreuz machen, indem das Becken nach vorne gekippt wird ▶ oder: den Rumpf nach vorne überbeugen
(11) Bauch	▶ Bauch hart machen (»als wolle man einen leichten Schlag abfangen«) ▶ oder: Bauchdecke einziehen ▶ oder: Bauchdecke nach außen wölben

Beine

(12) Gesäß, Ober- und Unterschenkel, Füße	▶ Fersen auf den Boden drücken, Zehenspitzen nach oben richten und dabei Unterschenkel, Oberschenkel und Gesäßmuskulatur anspannen. ▶ oder: Fersen vom Boden hochheben, dabei Waden-, Oberschenkel- und Gesäßmuskulatur anspannen.

12.2 Instruktion zur Progressiven Muskelentspannung

»Nimm eine bequeme Haltung ein, stell dich darauf ein, dass du nun entspannen kannst.

Achte darauf, dass du bequem sitzt/liegst. Alles möglichst locker lassen, Kopf, Schultern, Rücken, Arme und Beine. Die Augen sind geschlossen. Gehe in Gedanken noch einmal durch den Körper und versuche aufzuspüren, welche Muskeln angespannt und verkrampft und welche bereits ziemlich locker und entspannt sind.

Atme einige Male tief ein und dann langsam wieder aus. Beobachte, wie sich die Bauchdecke beim Einatmen leicht hebt und beim Ausatmen wieder langsam senkt.

Achte nun auf die Empfindungen bei der Anspannung und der anschließenden Entspannung der Muskeln. Es kommt nicht darauf an, die Muskeln stark anzuspannen, sondern nur darauf, dass du die Unterschiede zwischen Anspannung und Entspannung deutlich spürst. Atme beim Anspannen der Muskeln ruhig weiter. Bitte führe die Anspannung der Muskeln erst dann durch, wenn ich ›jetzt‹ sage.

Richte deine Aufmerksamkeit zunächst auf die rechte Hand und den rechten Unterarm und balle deine rechte Hand zur Faust – jetzt … Halte die Anspannung einen Moment … noch ein wenig … Loslassen!

Achte auf den Unterschied zwischen der Anspannung vorher und der nun eintretenden Entspannung.

Welches Gefühl entwickelt sich in Hand und Unterarm? … Ein leichtes Kribbeln vielleicht … ein Gefühl von Schwere oder Wärme, …« etc.

13 Achtsamkeit

Johannes Michalak, Inhaber eines Lehrstuhls für Klinische Psychologie und Psychotherapie und Forscher auf dem Gebiet achtsamkeitsbasierter Therapien, sieht den derzeitigen »Achtsamkeits-Hype« kritisch (report psychologie, 2015). Es entstehe die Annahme, man könne nur gute Therapien machen, wenn man achtsamkeitsbasiert vorgehe, was einen Druck erzeuge, zumindest Elemente von Achtsamkeit vorhalten zu müssen. Das passiert aber nicht nur in der Welt der Kliniken und Therapien. Gleichermaßen scheinen Programme von Krankenkassen, Volkshochschulen, Bildungswerken, aber auch von Fachleuten, die sich auf dem Markt von Stressbewältigung und Entspannung tummeln, nicht mehr ohne achtsamkeitsbasierte Angebote auskommen zu können.

Das Thema Achtsamkeit ist auch in diesem Buch ein Kapitel wert. Das liegt zum einen in der Aktualität und Nachfrage des Themas begründet und zum anderen in den Berührungspunkten, die die Themen Entspannung oder speziell Autogenes Training mit Achtsamkeit haben. Dass es Berührungspunkte gibt, ist dabei nichts Neues.

13.1 Was ist Achtsamkeit?

Huppertz (2009) schlägt folgende Definition vor:

Definition

Achtsamkeit ist eine bewusste, absichtslose, nichtbewertende Haltung zum gegenwärtigen Geschehen.

Das ist eine klar umschriebene Definition, die dem kundigen Leser schon andeutet, dass sich die Praxis der Achtsamkeit von Entspannungsübungen unterscheiden dürfte.

Weiter gefasst sind die verschiedenen Formen der Achtsamkeit.

- **Fokussierte – weite Achtsamkeit:** Während sich die fokussierte Achtsamkeit auf ein bestimmtes Objekt (z. B. Dinge, Gedanken etc.) bezieht, tut dies die weite Achtsamkeit tendenziell auf alles, was zu einer gegenwärtigen Situation gehört.
- **Äußere – relationale – innere Achtsamkeit:** Die äußere Achtsamkeit bezieht sich auf die Umwelt, die innere auf mentale eigene Ereignisse und Empfindungen, die relationale auf die Interaktion von außen und innen.
- **Beobachtende – begleitende Achtsamkeit:** Erstere versucht, möglich viel Distanz zu den eigenen Erfahrungen herzustellen, die begleitende Achtsamkeit bleibt dicht an der Erfahrung und beteiligt.

Die meisten Übungen – so auch die später hier empfohlenen – liegen irgendwo zwischen den Polen und kombinieren verschiedene Formen.

Letztlich gibt es viele Definitionen von Achtsamkeit. Unter dem Strich treten folgende Aspekte in den Vordergrund: Achtsamkeit als besondere Form der Aufmerksamkeit, das Geschehenlassen, das Nichtwerten und die Gegenwart.

13.2 Autogenes Training und Achtsamkeitsübungen – Unterschiede und Berührungspunkte

Um es gleich zu sagen: Die Autoren dieses Buches flechten Achtsamkeitsübungen in ihre Trainingsstunden mit ein, nicht zuletzt aufgrund guter praktischer Erfahrungen. Wichtig ist, Folgendes zu bedenken:

Die Gründe, autogen zu trainieren, sind in Kapitel 1 ausführlich beschrieben. Die Übungen des Autogenen Trainings zielen klar auf Entspannung mit allen seinen vielfältigen positiven Folgeerscheinungen.

Ganz anders schulen die Übungen achtsamkeitsbasierter Verfahren die oben beschriebene besondere Form der Aufmerksamkeit.

Der Kern – so Husmann und Nass (2015) – ist ein gelassenes, abwartendes Verweilen im wachen Beobachten aller Aspekte der dahinfließenden inneren und äußeren Gegenwart. Gut geübt und unter Zurückstellung von Erwartungen, Bewertungen oder Beurteilungen kann ein Bewusstseinszustand erreicht werden, bei dem die Wahrnehmung gleichermaßen nach innen und außen auf die Entfaltung von Erfahrung gerichtet ist, ohne eingreifen zu wollen. Das ist tatsächlich anders als Autogenes Training. Kein Wunder, fußt die Lehre der Achtsamkeit auf der Tradition des Zen-Buddhismus, also auf einer komplett anderen Theorie als das Autogene Training.

Dort haben wir die systematische Habituierung einer Entspannungsreaktion und hier die Entfaltung von Erfahrung. Das liest sich ganz anders und weit weg vom Autogenen Training. Allerdings ist ein Berührungspunkt offensichtlich: die Entspannung. Dazu schreibt Huppertz (2013): »Sofern sich … wünschenswerte Prozesse nebenbei abspielen und das Erlernen der Achtsamkeit nicht stören, warum nicht? Selbsterfahrung erlangen wir bei jedem bewussten Erlebnis und Entspannung ist eine regelmäßige Begleiterscheinung von Achtsamkeitsübungen, was einfach an der Erlaubnis liegt, passiv sein zu dürfen.«

Auch umgekehrt stört der Einbau von achtsamkeitsbasierten Elementen in den Gesamtablauf einer autogenen Trainingsstunde keineswegs. Dazu tragen Gemeinsamkeiten wie die spezifische Form der Aufmerksamkeitslenkung verbunden mit einer gewährenden, nicht wertenden konzentrativen Grundhaltung bei. Auch die wiederkehrende Fokusabfolge oder das Ritual ist eine Gemeinsamkeit. Bei der hier praktizierten Vorgehensweise ist der gleichbleibende Stundenaufbau ein gutes Beispiel dafür. Desgleichen sind auch aktivierende Elemente den Übungen beider Verfahren nicht fremd. Im Autogenen Training mit den Kindern sind das die Geschichten – durchaus gewollt, tragen sie doch zur Abwechslung bei und halten die Konzentration hoch. Die

Konzentration selbst, auf die wir umfangreich in Abschnitt 2.4 eingegangen sind, ist eine weitere Gemeinsamkeit. Gerade der Konzentration wegen nehmen wir gern Anleihen aus dem Fundus der Achtsamkeitsübungen.

Äußere und innere Haltung

Die Körperhaltung bei Achtsamkeitsübungen unterscheidet sich von der Körperhaltung beim Autogenen Training. Bei Achtsamkeitsübungen geht es um eine wache, offene und aufrechte Haltung. Es bietet sich an, auf der Vorderkante des Stuhles zu sitzen, ohne sich dabei anzulehnen. Die Beine stehen parallel auf dem Boden. Kindern hilft die Vorstellung eines dünnen Fadens, der am obersten Punkt des Kopfes diesen und den Oberkörper sanft nach oben zieht. Mit kleinen Bewegungen des Beckens wird so eine angenehme, aufrechte Haltung gefunden. Die Hände ruhen nach oben geöffnet auf den Oberschenkeln, die Augen fixieren einen Punkt vor sich oder werden geschlossen.

Neben der Körperhaltung ist die innere Haltung bedeutsam. Das offene, wertfreie Annehmen dessen, was im Augenblick geschieht, ist den Menschen der westlichen Welt eher fremd. Sie sind es gewohnt, innerhalb Bruchteilen von Sekunden Situationen oder Empfindungen zu bewerten. Das reine Beobachten und Wahrnehmen schafft wohltuenden Abstand.

Bei der Achtsamkeit geht es um das bewusste Wahrnehmen und Annehmen, so wie es ist, ohne zu werten.

Deshalb dürfen auch auftauchende Gedanken mit einer wohlwollenden Grundhaltung begrüßt und schließlich wieder losgelassen werden. Dieser Moment, in dem das Kind aus seinen Gedanken aussteigt und zur jeweiligen Übung zurückkehrt, ist wohl von größter Achtsamkeit geprägt.

13.3 Achtsamkeitsübungen

Es folgen einige Beispiele, die wir mehrheitlich aus der Sammlung von Huppertz (2013) entnommen und – wo erforderlich – kindgerecht modifiziert haben. Diese können ganz nach Bedarf angewendet werden. Die Achtsamkeitsübungen beginnen und beenden wir mit einem Gong. Eine kurze Nachbesprechung der Übungen ist obligatorisch.

3-2-1-Übung (ca. 3 bis 5 Minuten)

Beispiel für einen Einstieg:

»Bestimmt kennst du es: Die Gedanken im Kopf wollen nicht aufhören zu kreisen. Englischvokabeln, die einfach nicht sitzen, und vielleicht gab es auch noch Ärger auf dem Pausenhof. Jetzt wäre es gut, das Gedankenchaos beenden oder unterbrechen zu können. Wir probieren eine leichte Übung, die dabei helfen kann.

[*Gong*]

Bei dieser Übung kannst du das, was du siehst, hörst oder berührst, deutlicher erleben, ohne weiter darüber nachzudenken. Nimm eine achtsame Haltung ein.

Such dir nun bitte einen Gegenstand hier im Raum aus, den du betrachtest. Vielleicht eine Pflanze oder die Wand. Einfach nur sehen, was es zu sehen gibt. So wie es ist.

Lenke nun deinen Blick auf etwas anderes – ebenfalls für einen kurzen Moment.

Nun wanderst du mit deiner Wahrnehmung zu einem dritten Punkt. Einfach nur sehen – ohne zu bewerten.

Achte nun nacheinander auf drei unterschiedliche Geräusche. Das fällt leichter bei geschlossenen Augen. Möglicherweise hörst du das Rauschen der Heizung. Danach Straßengeräusche oder sogar die Stille. Höre die Töne und Klänge, die dir begegnen.

Als nächstes geht es um drei Empfindungen, die du spürst. Mag sein, du achtest auf die Füße, wo und wie sie den Boden berühren. Oder du spürst das T-Shirt auf deiner Haut. Danach vielleicht die Lehne am Rücken.

Lenke nun deine Wahrnehmung nacheinander wieder auf zwei Dinge, die du sehen kannst (je für ca. drei Sekunden). Du darfst dir neue Gegenstände aussuchen oder, wenn du möchtest, etwas von vorhin noch einmal betrachten. Einfach nur anschauen.

Achte erneut nacheinander für einen kurzen Moment auf zwei unterschiedliche Geräusche.

Jetzt zwei Empfindungen, also etwas, das du spürst. Spüren, was da ist, ohne dies zu bewerten.

Schaue nun einen Gegenstand an, höre ein Geräusch, spüre eine Empfindung.

Lass die Empfindungen nun wieder ziehen. Beim Ertönen des Gongs kannst du dich ein wenig recken, strecken und die Augen öffnen.«

[*Gong*]

Objekte wahrnehmen und beschreiben (ca. 3 bis 5 Minuten)

Hierfür genügen einfache Gegenstände. Es können Äste, ein Blatt, Kastanien, Murmeln oder auch ein (Edel-)Stein sein.

Jedes Kind sucht sich einen Gegenstand aus. Zunächst geht es darum, diesen mit allen Sinnen wahrzunehmen, ihn anzusehen, zu fühlen, begreifen oder vielleicht auch daran zu riechen. Ebenso sein Gewicht zu spüren oder auch seine Art zu fallen. Für Kinder ist es hilfreich, diese Wahrnehmung in Worte zu fassen; den Gegenstand möglichst genau zu beschreiben – ohne ihn zu bewerten (schön oder hässlich, fühlt sich angenehm oder unangenehm an …).

[*Gong*]

»Nimm eine Sitzhaltung ein, die es dir ermöglicht, den Oberkörper aufzurichten, als sei da eine unsichtbare Schnur, die am Kopf ganz sanft nach oben zieht.

Halte den ausgesuchten Gegenstand in deiner Hand und schau ihn dir an!

Was siehst du?

Kannst du etwas riechen?

Wie fühlt er sich an?

Ist er schwer oder leicht?

Gibt es etwas zu entdecken?

Lass dir Zeit.

Überlege dir mal, wie könntest du diesen Gegenstand beschreiben. Auch was dir ganz normal erscheint, ist es wert, beschrieben zu werden. Ist er hart oder biegsam, rau oder glatt? Dabei ist es ist gleichgültig, ob er dir gefällt oder nicht. Bitte nur in Gedanken beschreiben und nicht bewerten.«

[*Gong*]

Die meisten Kinder faszinieren Edelsteine oder Murmeln. So macht es ihnen viel Spaß, nach der Übung die zwischenzeitlich vermischten Steine wiederzuerkennen bzw. richtig zuzuordnen.

Ohren verschließen und öffnen (ca. 3 bis 5 Minuten)

Ob an der Bushaltestelle, Musik per Smartphone oder auf dem Pausenhof – der Geräuschpegel um unsere Kinder ist immens. Möglichkeiten der Stille sind selten und erst recht das ganz achtsame Hören von leisen Tönen und Klängen aus der Umgebung. Hören ist wie Berührtwerden (Bräutigam et al., 2015) und so genussvoll kann es erlebt werden.

Sofern die Außengeräusche eher leise sind (z. B. Vögel oder ein in der Ferne fahrendes Auto), kann für diese Übung gerne ein Fenster geöffnet werden. Die Ohren werden bei dieser Übung zunächst für ca. eine Minute verschlossen. Nach einem vereinbarten Zeichen – beispielsweise berührt eine Feder die Hand – werden die Ohren nun geöffnet.

Es geht um das Wahrnehmen der Geräusche und Klänge, ohne Wertung.

[*Gong*]

»Nimm eine Sitzhaltung ein, in der du wach und aufmerksam sein kannst.

Wenn ich ›Jetzt‹ sage, verschließe mit deinen Händen oder den Zeigefingern die Ohren für ca. eine Minute und lausche der Stille und den verbliebenen Geräuschen – bis zu meinem spürbaren Zeichen [*Berührung*].

JETZT! …

[*Berührung*]

Öffne nun die Ohren und achte auf die Töne und Klänge, die dieser Augenblick für dich bereithält.« [*1 Minute*]

[*Gong*]

Atem beobachten (ca. 3 bis 5 Minuten)

Atem beobachten heißt, den Atem zu erleben und ihn dabei in seinem Rhythmus fließen zu lassen. Dieser Grundgedanke ist dem Autogenen Training sehr nahe, von daher bietet sich diese Achtsamkeitsübung für unsere Trainingsstunden an.

[*Gong*]

»Nimm deine Haltung ein und beobachte, wie deine Atemluft ein- und wieder hinausströmt. Du brauchst nichts anderes tun … nur beobachten, wie deine Atemluft ein und wieder ausströmt.

Deine Atmung darf genauso bleiben, wie sie ist ... Entdecke einfach, wie sie strömt ... in ihrem Tempo ... Vielleicht kannst du eine Stelle finden, an der du die Atmung besonders gut wahrnehmen kannst.

...

Tauchen andere Gedanke auf, so begrüße sie mit einem Hallo und lass sie dann wieder davonziehen – wie kleine Wolken am Sommerhimmel.

...

Beobachte deinen Körper – wo spürst du es atmen? Du darfst es einfach strömen lassen – so wie es ist.

...

Schließe die Übung nun langsam ab. Du kannst dich beim Ertönen des Gongs ein wenig recken und strecken.«

[*Gong*]

V Anhang

Arbeitsmaterial

Über die Autoren

Literatur

Sachverzeichnis

Hinweise zum Arbeitsmaterial

Die vom Autor gesprochenen Geschichten zu den Trainingseinheiten können Sie sich als mp3-Dateien von unserer Internetseite (http://www.beltz.de) herunterladen, ebenso einige weitere Vorlagen, die für Ihre Arbeit nützlich sein können.

Sie kommen zu den Materialien, indem Sie auf die Seite des Titels gehen, den Link zu den Materialien anklicken und dann folgendes Passwort eingeben: u3TEcPzB (Groß- und Kleinschreibung beachten). Dann können Sie die gewünschten Arbeitsmaterialien öffnen und herunterladen. Da die Arbeitsmaterialien nur so lange online zur Verfügung stehen, wie das Buch lieferbar ist, empfehlen wir Ihnen, sich die gesamten Materialien herunterzuladen und auf dem eigenen Rechner zu speichern.

Übersicht über die Arbeitsmaterialien

- Die gesprochenen Geschichten zur jeweiligen Trainingseinheit als mp3-Dateien
- Die geschriebenen Geschichten zur jeweiligen Trainingseinheit einschließlich Anleitung zur Entspannung:
  - Geschichte zur Schwereübung (1)
  - Geschichte zur Schwereübung (2)
  - Geschichte zur Wärmeübung (1)
  - Geschichte zur Wärmeübung (2)
  - Geschichte zur Atemübung
  - Geschichte zur Ruhetönung
  - Geschichten zur Bauchübung
  - Geschichten zur Kopfübung
  - Versprochen ist versprochen
- Die Formeln des Autogenen Trainings
- Begleiterscheinungen auf einen Blick
- Rückmeldebogen: Mein Autogenes Training
- Progressive Muskelentspannung – Übungen der Langform
- Instruktion zur Progressiven Muskelentspannung

Über die Autoren

Karl Heinrich Behringer, Jahrgang 1954, Diplom-Psychologe, Psychologischer Psychotherapeut, nach Jahren Klinischer Psychologie und Psychotherapie Leitung eines AOK-Gesundheitszentrums (Gesundheitsförderung und Prävention), zuletzt Leiter eines Arztpartner-Service der AOK Baden-Württemberg, seit 2011 Leiter zweier Versorgungsforschungsprojekte im Bereich Arbeit und Psyche, seit Ende 2014 in der Freistellungsphase der Altersteilzeit.

Nicole Rösch, Jahrgang 1975, Sozialversicherungsfachangestellte im Schwerpunkt Krankenversicherung, Gesundheitspädagogin (SKA) Entspannung, Leitung von Entspannungskursen, insbesondere Autogenes Training für Kinder und Erwachsene, Lebe Balance Trainerin in Kooperation mit dem Institut für wissenschaftliche psychologische Prävention (IWPP Freiburg), außerdem im Rahmen des Inklusionsprogrammes sowie der Einzelförderung an einer Grundschule tätig, hier des Weiteren Teilnahme am Modellprojekt »Schutzkonzept an Schulen«.

Literatur

American Psychiatric Association. (2014). Diagnostisches und Statistisches Manual Psychischer Störungen DSM-V. Göttingen: Hogrefe.

Bayer Vital GmbH (2015). http://kinderförderung.bepanthen.de/sozialforschung/stress-studie-2015/ [05.01.2016]

Bernstein, D. & Borkovec, T. (2013): Entspannungstraining. Handbuch der progressiven Muskelentspannung (12. Aufl.). Stuttgart: Klett-Cotta.

Biermann, G. (1996). Autogenes Training mit Kindern und Jugendlichen. München: Reinhardt.

Bräutigam, W., Christian, P. & Rad, M. v. (2016). Psychosomatische Medizin. Ein kurzgefasstes Lehrbuch (6. Aufl.). Stuttgart: Thieme.

Brenner, H. (2002). Autogenes Training. Der Weg zur inneren Ruhe. Lengerich: Pabst.

Dilling, H., Mombur, W. & Schmidt, M. H. (2013). Internationale Klassifikation psychischer Störungen: ICD-10 Kapitel V (F) Klinisch-diagnostische Leitlinien. Bern: Huber.

DIMDI – Deutsches Institut für Medizinische Dokumentation und Information (2015a). http://www.dimdi.de/static/de/klassi/icd-10-gm/kodesuche/onlinefassungen/htmlgm2015/#XXI [05.01.2016]

DIMDI – Deutsches Institut für Medizinische Dokumentation und Information (2015b). www.dimdi.de/static/de/klassi/icd-10-gm/kodesuche/onlinefassungen/htmlgm2015/block-f90-f98.htm [05.01.2016]

Döpfner, M., Schürmann, S. & Lehmkuhl, G. (2011). Wackelpeter & Trotzkopf. Hilfen für Eltern bei ADHS-Symptomen, hyperkinetischem und oppositionellem Verhalten (4. Aufl.). Weinheim: Beltz.

Eberspächer, H. (2012). Mentales Training (8. Aufl.). München: Copress.

Franke, K. (1990). So lernt man Autogenes Training. Stuttgart: Trias.

Friebel, V., Erkert, A. & Friedrich, S. (1998). Kreative Entspannung im Kindergarten. Freiburg: Lambertus.

Gordon, Th. (1998). Das Gordon-Modell. München: Heyne.

Hampel, P. & Petermann, F. (2003). Anti-Stress-Training für Kinder (2. Aufl.). Weinheim: Beltz.

Haring, C. (1993). Lehrbuch des autogenen Trainings. Stuttgart: Enke.

Harris, T. G. & Ernst, H. (1993). Das Anti-Stress-Programm. Den alltäglichen Fluss der Gedanken unterbrechen. Ein Interview mit Herbert Benson. Psychologie Heute, 02/1993, 20.

Hennig, M. (2003). Autogenes Training für Kinder. München: Knaur.

Hoffmann, B. (1997). Handbuch Autogenes Training. München: dtv.

Huppertz, M. (2009). Achtsamkeit. Befreiung zur Gegenwart, Achtsamkeit, Spiritualität und Vernunft in der Psychotherapie und Lebenskunst. Paderborn: Junfermann.

Huppertz, M. (2013). Achtsamkeitsübungen. Experimente mit einem anderen Lebensgefühl. Paderborn: Junfermann.

Hurrelmann, K. & Settertobulte, W. (2000). Prävention und Gesundheitsförderung im Kindes- und Jugendalter. In F. Petermann (Hrsg.), Lehrbuch der Klinischen Kinderpsychologie und -psychotherapie (S. 131–148). Göttingen: Hogrefe.

Husmann, B. & Nass, O. (2015). Spannungsregulation und Achtsamkeitsförderung sind zentrale psychotherapeutische Kompetenzen. Psychotherapeutenjournal, 1, 4–12.

Klein-Heßling, J. & Lohaus, A. (2012). Stresspräventionstraining für Kinder im Grundschulalter (3. Aufl.). Göttingen: Hogrefe.

Krampen, G. (1998). Einführungskurse zum Autogenen Training: Ein Lehr- und Übungsbuch für die psychosoziale Praxis. Göttingen: Hogrefe.

Krampen, G. (2000). Interventionsspezifische Diagnostik und Evaluation beim Einsatz systematischer Entspannungsmethoden bei Kindern und Jugendlichen. Report Psychologie, 3, 182–205.

Kruse, P. & Haak, K. (2000). Autogenes Training für Kinder. Niedernhausen: Falken.

Kruse, P., Pavleković, B. & Haak, K. (1995). Autogenes Training. Niedernhausen: Falken.

Kruse, W. (1992). Einführung in das Autogene Training mit Kindern. Köln: Deutscher Ärzte-Verlag.

Langen D. (1994). Autogenes Training. München: Gräfe & Unzer.

LBS (2015a). https://www.lbs.de/media/presse/p/initiativen/kinderbarometer/2015_4/lbs-kinderbarometer-schul-stress-pdf-auszug.pdf [05.01.2016]

LBS (2015b). https://www.lbs.de/presse/p/presseinformationen/details_3042950.jsp [05.01.2016]

Lefrancois, G. (2014). Psychologie des Lernens (5. Aufl.). Heidelberg: Springer.

Lindemann, H. (1995). Überleben im Stress: Der erfolgreiche Weg zu Entspannung, Gesundheit und Leistungssteigerung. München: Heyne.

Ohm, D. (1990). Psyche, Verhalten und Gesundheit. Stuttgart: Trias.

Olschewski, A. (1994). Progressive Muskelentspannung. Eine Einführung in das Entspannungstraining nach Jacobson. Heidelberg: Haug.

Ott, E. (1999). Das Konzentrationsprogramm. Konzentrationsschwäche überwinden – Denkvermögen steigern. Reinbek: Rowohlt.

Petermann, F. (Hrsg.). (2000). Lehrbuch der Klinischen Kinderpsychologie und -psychotherapie. Göttingen: Hogrefe.

Petermann, F. & Vaitl, D. (Hrsg.). (2009). Entspannungsverfahren. Das Praxishandbuch (4. Aufl.). Weinheim: Beltz.

Portmann, R. & Schneider, E. (2004). Spiele zur Entspannung & Konzentration (15. Aufl.). München: Don Bosco.

Quante, S. (2015): Was Kindern gut tut! – Handbuch der erlebnisorientierten Entspannung (4. Aufl.). Dortmund: modernes lernen.

Report Psychologie (2015). Der Trend Achtsamkeit und Meditation. Interview mit Prof. Dr. Johannes Michalak. report psychologie, 4, 148–150.

Rogers, C. R. (1992). Entwicklung der Persönlichkeit. Stuttgart: Klett-Cotta.

Schröder, H. , Schüssel, K. & Waltersbacher, A. (2014). Diagnose Zappelphilipp. G+G Gesundheit und Gesellschaft, 10, 22–28.

Schulte-Markwort, M. (2015). Burnout-Kids. Wie das Prinzip Leistung unsere Kinder überfordert. München: Pattloch.

Schultz, J. H. (2010). Autogenes Training. Das Original-Übungsheft (25. Aufl.). Stuttgart: Trias.

Seyffert, S. (1995). Komm mit auf meine Traumwiese: Autogenes Training für Kinder. Schriesheim: Musikbär.

Silbernagel, S. & Despopoulos, A. (2012). Taschenatlas Physiologie (8. Aufl.). Stuttgart: Thieme.

Sonntag, R. (2014). Blitzschnell entspannt:
80 verblüffend leichte Wege gegen Stress im Alltag (2. Aufl.). Stuttgart: Trias.

Steinhausen, H.-Ch. (2000). Psychosomatische Störungen. In F. Petermann (Hrsg.), Lehrbuch der Klinischen Kinderpsychologie und -psychotherapie (S. 541–560). Göttingen: Hogrefe.

Tausch, R. (2002). Hilfen bei Stress und Belastung. Reinbek: Rowohlt.

Thomas, K. (1989). Praxis der Selbsthypnose des Autogenen Trainings. Formelhafte Vorsatzbildung und Oberstufe. Stuttgart: Thieme.

Tönnies, S. (2006). Mentales Training für die geistig-seelische Fitness (7. Aufl.). Heidelberg: Asanger.

Vollmar, K. (1998). Autogenes Training mit Kindern. München: Gräfe & Unzer.

Sachwortverzeichnis